Daniel Toben

Einfluss pluripotenter mesenchymaler Zellen auf die Knochenheilung im atrophen Pseudarthrosemodell der Ratte

Daniel Toben

Einfluss pluripotenter mesenchymaler Zellen auf die Knochenheilung im atrophen Pseudarthrosemodell der Ratte

Südwestdeutscher Verlag für Hochschulschriften

Impressum / Imprint
Bibliografische Information der Deutschen Nationalbibliothek: Die Deutsche Nationalbibliothek verzeichnet diese Publikation in der Deutschen Nationalbibliografie; detaillierte bibliografische Daten sind im Internet über http://dnb.d-nb.de abrufbar.
Alle in diesem Buch genannten Marken und Produktnamen unterliegen warenzeichen-, marken- oder patentrechtlichem Schutz bzw. sind Warenzeichen oder eingetragene Warenzeichen der jeweiligen Inhaber. Die Wiedergabe von Marken, Produktnamen, Gebrauchsnamen, Handelsnamen, Warenbezeichnungen u.s.w. in diesem Werk berechtigt auch ohne besondere Kennzeichnung nicht zu der Annahme, dass solche Namen im Sinne der Warenzeichen- und Markenschutzgesetzgebung als frei zu betrachten wären und daher von jedermann benutzt werden dürften.

Bibliographic information published by the Deutsche Nationalbibliothek: The Deutsche Nationalbibliothek lists this publication in the Deutsche Nationalbibliografie; detailed bibliographic data are available in the Internet at http://dnb.d-nb.de.
Any brand names and product names mentioned in this book are subject to trademark, brand or patent protection and are trademarks or registered trademarks of their respective holders. The use of brand names, product names, common names, trade names, product descriptions etc. even without a particular marking in this works is in no way to be construed to mean that such names may be regarded as unrestricted in respect of trademark and brand protection legislation and could thus be used by anyone.

Coverbild / Cover image: www.ingimage.com

Verlag / Publisher:
Südwestdeutscher Verlag für Hochschulschriften
ist ein Imprint der / is a trademark of
AV Akademikerverlag GmbH & Co. KG
Heinrich-Böcking-Str. 6-8, 66121 Saarbrücken, Deutschland / Germany
Email: info@svh-verlag.de

Herstellung: siehe letzte Seite /
Printed at: see last page
ISBN: 978-3-8381-2914-3

Zugl. / Approved by: Berlin, Charité, Diss., 2008

Copyright © 2012 AV Akademikerverlag GmbH & Co. KG
Alle Rechte vorbehalten. / All rights reserved. Saarbrücken 2012

Inhaltsverzeichnis

1. Einleitung 1
2. Stand des Wissens 3
   - 2.1. Knochenaufbau 3
     - *2.1 Funktion und makroskopischer Aufbau 3*
     - *2.1.2. Knochenmatrix und Knochenzellen 5*
     - *2.1.3. Knochenarten und Histologie 6*
     - *2.1.4. Knochenentwicklung, Wachstum und Remodeling 10*
     - *2.1.5. Periost 11*
     - *2.1.6. Blutversorgung des Knochens 12*
   - 2.2. Regulation des Knochenmetabolismus 13
   - 2.3 Biomechanik und Mechanobiologie 14
   - 2.4. Frakturen und Knochenpathologie 15
     - *2.4.1. Behandlungskonzepte von Knochenverletzungen 16*
   - 2.5. Knochenheilung 17
     - *2.5.1. Generalisierte Körperantwort 17*
     - *2.5.2. Lokale Vorgänge 17*
   - 2.6. Pseudarthrosen 19
     - *2.6.1. Inzidenz und Klassifikation 19*
     - *2.6.2. Ursachen 20*
     - *2.6.3. Pseudarthrosebehandlung 21*
   - 2.7. Stammzellen 22
   - 2.8. Kallusmodulation und Tissue engineering 23
   - 2.9. Hypothesen und Ziele der Studie 24
3. Eigene Untersuchungen - Material und Methoden 25
   - 3.1. Tiere und Tierhaltung 25
   - 3.2. Versuchsgruppen und Zeitablauf 25
   - 3.3. Osteotomiemodell 26
   - 3.4. Zellentnahme und Zellkultur 27
   - 3.5. Osteotomie und Fixateur externe 30
   - 3.6. Transplantation 33
   - 3.7. Nachsorge 34
   - 3.8. Präparatgewinnung 34

3.9.	Auswertung der radiologischen Ergebnisse	35
3.10.	Biomechanische Testung	35
3.11.	Testung der in vitro Eigenschaften des Fixateurs	38
3.12.	Auswertung der Testergebnisse	38
3.13.	Statistische Auswertung	39
4.	**Ergebnisse**	**41**
4.1.	Verlaufsparameter	41
4.2.	Deskriptive radiologische Ergebnisse	42
4.3.	Biomechanik	45
4.3.1.	*Graphische Darstellung der Testungen*	*45*
4.3.2.	*Maximales Torsionsmoment*	*49*
4.3.3.	*Torsionssteifigkeit*	*51*
4.3.4.	*Testung des Systems in vitro*	*57*
5.	**Diskussion**	**58**
5.1.	Diskussion von Material und Methoden	58
5.1.1.	*Das Tiermodell - die Ratte*	*58*
5.1.2.	*Osteotomie und Fixateur externe*	*59*
5.1.3.	*Pseudarthrosemodell*	*62*
5.1.4.	*Zellen, Zellkultur und Transplantation*	*64*
5.1.5.	*Knochen und Werkstoffwissenschaft*	*66*
5.1.6.	*Biomechanische Testung*	*71*
5.2.	Diskussion der Ergebnisse	71
5.2.1.	*Knochenheilung und Biomechanik*	*71*
5.2.2.	*Zelltransplantation*	*73*
5.3.	Diskussion der Hypothesen	74
5.4.	Ausblick	75
6.	**Zusammenfassung**	**78**
7.	**Summary**	**80**
I.	**Literaturverzeichnis**	**82**
II.	**Abbildungsverzeichnis**	**94**
III.	**Tabellenverzeichnis**	**95**
IV.	**Abkürzungsverzeichnis**	**96**
Danksagung und Widmung		**98**

1. Einleitung

Zu den Hauptfunktionen des Knochens zählt die Aufnahme mechanischer Belastungen. Eine Überlastung kann zum Bruch, zur Fraktur führen. Die anschließende Frakturheilung verläuft durch die heutigen Behandlungsmethoden meist problemlos im Sinne einer Restitutio ad Integrum. Trotz des großen Heilungspotentials des Knochens und der enormen Fortschritte in der Behandlung zeigen aber 10-20 % aller Frakturen Heilungsstörungen (Haas 2000). Eine verzögerte Knochenheilung oder die Ausbildung einer Pseudarthrose erfordern eine langwierige und teure Behandlung. Geschätzt wurden jährliche Kosten von etwa 14,7 Milliarden € in Europa (Knowledge Enterprises 2000). Daneben entsteht ein großer gesamtwirtschaftlicher Schaden durch verlängerte Arbeitsunfähigkeit oder sogar bleibende Invalidität.

Knochen ist ein hoch spezialisiertes Stützgewebe und seine Heilungsvorgänge sind seit langem Gegenstand wissenschaftlichen Interesses, bereits im Corpus Hippokratikum fanden sie Erwähnung (Michler 1970). Hier wird der tastbare Kallus als Korrelat der Heilung beschrieben. Seine Bildung erfolgt durch die Knochenhaut, das Periost. Es umhüllt schlauchartig den Knochen und trägt zu dessen Versorgung bei. Über die Bedeutung des Periosts bei der Frakturheilung herrscht allgemeiner Konsens. Fehlt das Periost über einem Abschnitt, so kann hier die Frakturheilung ausbleiben. Das Ausbleiben der Heilung, bzw. der Vereinigung der Fragmentenden über einen Zeitraum von mehr als sechs Monaten wird als Pseudarthrose bezeichnet (Alhadlaq und Mao 2003; Yoo und Johnstone 1998). Nach größeren Destruktionen des Periosts selbst sind die Mechanismen seiner Rekonstruktion noch weitgehend ungeklärt. In der Behandlung der Pseudarthrose stehen operative Verfahren im Vordergrund. Die autologe Spongiosatransplantation ist insbesondere bei der atrophen Pseudarthrose der Goldstandard (Runkel und Rommens 2000). Neben den üblichen peri- und intraoperativen Risiken birgt die Spongiosagewinnung eine hohe Entnahmemorbidität (Banwart et al. 1995b).

Ziel und Zukunft aktueller unfallchirurgischer Forschung ist die Entwicklung von Verfahren, die die Frakturheilung beschleunigen bzw. initiieren (Axelrad et al. 2007). Eine Möglichkeit stellt das Tissue engineering dar. Dabei werden in vitro gezüchtete Gewebe einem Empfänger transplantiert. Ein Beispiel ist die Besiedelung von Trägermaterialien mit Zellen mesenchymalen Ursprungs (Perka et al. 2001). Eine wesentliche Bedeutung kommt dabei pluripotenten Zellen zu. In der vorliegenden

Untersuchung handelt es sich um eine In- vivo- Analyse der Effekte lokal applizierter pluripotenter mesenchymaler Zellen im Tiermodell der Ratte. Nach standardisierter Osteotomie des Os femoris und Schaffung einer nicht heilenden Situation wird im Verlauf die Entwicklung einer atrophen Pseudarthrose beobachtet. Zunächst sollen grundlegende Informationen über die Frakturheilung gewonnen werden. Darüber hinaus besteht die Aussicht, Patienten mit verzögerter Knochenheilung oder Pseudarthrose ein ergänzendes oder alternatives Behandlungskonzept anzubieten.

2. Stand des Wissens

2.1. Knochenaufbau

2.1.1. Funktion und makroskopischer Aufbau

Die Bedeutung des Knochens erklärt sich durch seine Stütz- und Haltefunktion, die einerseits im Zusammenspiel mit Muskeln und Gelenken Bewegung ermöglicht und andererseits Schutz z.B. für Nervensystem und Thoraxorgane bietet. Daneben findet im roten Knochenmark die Blutbildung statt und der Knochen dient als Speicher für Kalzium- und Phosphationen (Schmidt et al. 2000).

Makroskopisch unterscheidet man lange Knochen oder Röhrenknochen wie etwa Femur und Tibia, kurze Knochen wie Ossa metacarpalia und metatarsalia, platte Knochen wie Sternum, Skapula oder Becken, sowie als Sonderform pneumatisierte Knochen, etwa im Bereich des Schädels (Waldeyer und Mayet 1993). Röhrenknochen bestehen aus einem Mittelstück, der Diaphyse, und zwei verdickten Enden, den Epiphysen (Abb. 1).

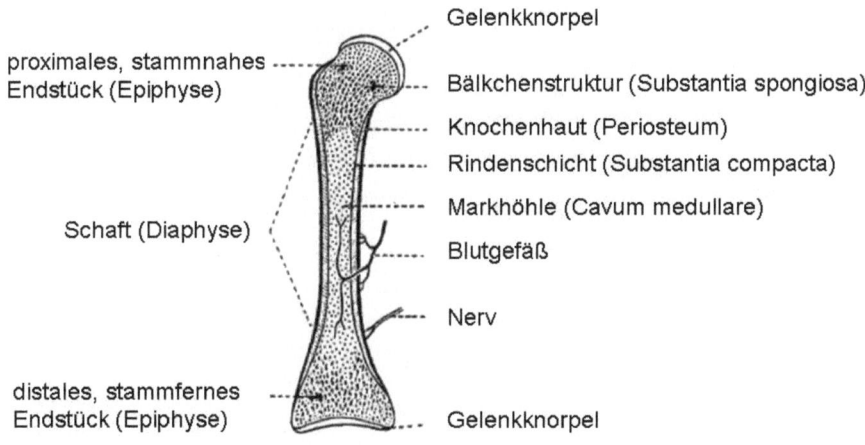

Abb. 1: Längsschnitt eines Röhrenknochens (Femur)
(Waldeyer und Mayet 1993)

Der Übergang vom Schaft auf die Epiphyse wird als Metaphyse bezeichnet. Während der Wachstumsphase liegen die Epiphysenfugen zwischen Meta- und Epiphyse, in ihnen erfolgt das Längenwachstums des Knochens (Waldeyer und Mayet 1993). Im Querschnitt durch die Diaphyse erkennt man eine massive äußere Kortikalis, die aus Substantia compacta besteht (Abb. 2). Durchbrochen wird sie durch Löcher (Foramina nutricia), durch die Gefäße zur Versorgung in den Knochen eintreten (Shim 1968). Im Inneren liegt die Markhöhle, Cavum medullare. In ihr befindet sich während der Entwicklung rotes Knochenmark, das der Blutbildung dient. Ersetzt wird es im Erwachsenenalter durch gelbes Fettmark (Schmidt et al. 2000).

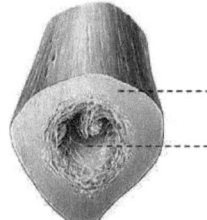

Rindenschicht (Substantia compacta)

Markhöhle (Cavum medullare)

Abb. 2: Querschnitt durch die Diaphyse eines Röhrenknochens
(Waldeyer und Mayet 1993)

Die Epiphyse dagegen weist eine relativ dünne Kortikalis auf. Ihre Oberfläche ist im Bereich der Gelenkflächen von Knorpel überzogen. Von ihr umschlossen liegt die Substantia spongiosa, ein schwammartiges Maschenwerk von Knochenbälkchen (Abb. 3). In ihm befindet sich das blutbildende Knochenmark des Erwachsenen (Waldeyer und Mayet 1993). Alle Knochen zeichnen sich durch funktionsangepasste Modellierungen für Ansätze und Ursprünge von Muskeln, Sehnen und Bändern aus (Putz und Pabst 2000).

Stand des Wissens

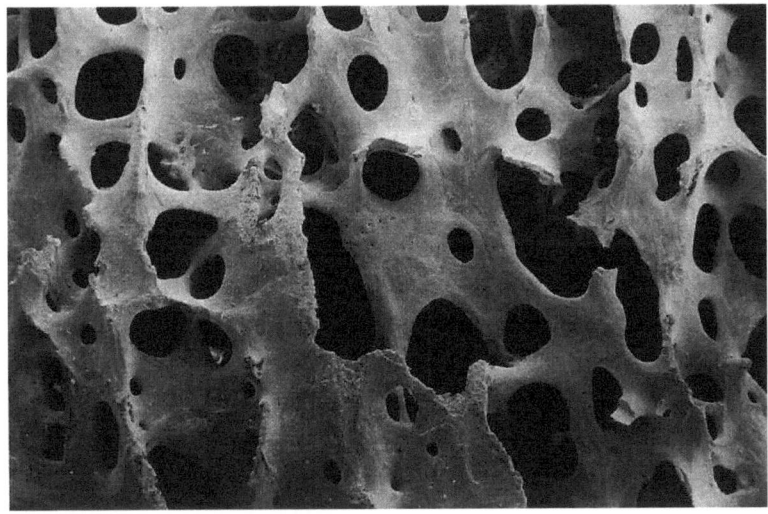

Abb. 3: Spongiosa, Vergrößerung 35fach
Dargestellt ist ein schwammartiges Maschenwerk aus Knochensubstanz. (Tibiaplateau, Mensch, Präparat PD Dr. med Stefan Milz)

2.1.2. Knochenmatrix und Knochenzellen

Als Knochen wird auch das Knochengewebe bezeichnet, das im Wesentlichen aus zwei Strukturkomponenten besteht, der Knochenmatrix und den Knochenzellen. Die Knochenmatrix besteht zu zwei Dritteln aus einem anorganischen Teil und zu einem Drittel aus einem organischen Teil (Bucher 1997).

Der organische Anteil, als Grundsubstanz oder Osteoid bezeichnet, besteht zu 95 % aus Kollagen I, entsprechend etwa einem Viertel bis einem Drittel der Trockenmasse. Kollagene sind eine Gruppe von Proteinen, die sich durch ihre Zugfestigkeit auszeichnen. Diese Eigenschaft wird durch ihr gemeinsames Strukturmerkmal, eine Tripelhelixstruktur aus drei Polypeptidketten, vermittelt (Löffler und Petrides 1998b). Daneben liegen in geringen Mengen Proteoglykane und Glykoproteine (Osteokalzin, Sialoprotein) vor (Bucher 1997). Der Hauptanteil der anorganischen Komponente besteht aus Kalzium und Phosphat in Form von Hydroxyapatitkristallen ($Ca_{10}(PO_4)_6(OH)_2$). Daneben liegen amorphes Kalziumphosphat, Bikarbonat, Zitrat und Magnesium-, Natrium- und Kaliumsalze vor (Biltz und Pellegrino 1969). Die Apatitkristalle liegen bevorzugt entlang der Kollagenfibrillen und zeigen eine Hydratationshülle aus Wasser und Ionen. Dieses kristalline Wasser macht etwa 14 Vol.

% des getrockneten Knochens aus. Im physiologischen feuchten Zustand kommen dazu noch etwa 10 Vol. % „Osteoid-Wasser", das Bestandteil der organischen Strukturen ist (Biltz und Pellegrino 1969).

Knochen entsteht durch Knochenzellen, die ihrer Funktion nach als Osteoblasten bezeichnet werden. Im weiteren Verlauf differenzieren sie zu Osteozyten, welche sich in den Knochen einmauern. Osteoklasten dagegen dienen dem Knochenabbau (Marks und Popoff 1988).

Die kubischen bis zylinderförmigen Osteoblasten sind ausschließlich auf der Knochenoberfläche lokalisiert und sezernieren hier konstitutiv die organischen fibrillären Anteile der Knochenmatrix. Die Bildung des Osteoids bezeichnet man als Apposition. Ihr schließt sich die Mineralisation an. Eine wesentliche Bedeutung bei der Mineralisation haben die alkalische Phosphatase, ein membranständiges Enzym auf der Außenfläche der Osteoblasten (Remedios 1999) und Matrixkomponenten wie Osteokalzin und Osteopontin. Während der Verkalkung mauern sich etwa 10% der Osteoblasten ein und differenzieren zu Osteozyten (Marks und Popoff 1988). Die flachen bis mandelförmigen Zellen liegen in Höhlen, den Lakunen des verkalkten Knochens. Sie stehen mit benachbarten Zellen über Fortsätze in feinen Knochenkanälen, den Kanalikuli, in Verbindung. Gap junctions ermöglichen hier Austausch z.B. von Nähr- oder Signalstoffen. Die Osteozyten dienen auch der Aufrechterhaltung des Knochens. Tritt der Zelltod ein, so wird der Knochen resorbiert.

Für den Knochenabbau zuständig sind die Osteoklasten, die „Knochenbrecher" (Junqueira et al. 2002). Diese vielkernigen Riesenzellen enthalten zwischen 3 bis 50 Kerne und gehören zum mononukleären Phagozytensystem (Hodsman et al.) (Väänänen et al. 1998). Ihre Vorläuferzellen, die Monozyten, stammen aus dem Knochenmark, verschmelzen und differenzieren zu Osteoklasten. Werden die ruhenden Osteoklasten aktiv, so beginnen sie mit der Resorption (Väänänen et al. 1998). Der zwischen Osteoklastenmembran und Knochen entstehende extrazelluläre Raum wird als Howshipsche Lakune bezeichnet. Spezielle Enzymsysteme, wie eine membranständige V-ATPase, sind am Abbau beteiligt (Junqueira et al. 2002).

2.1.3. Knochenarten und Histologie

Histologisch werden Lamellenknochen und Geflechtknochen unterschieden. Das adulte Skelett besteht fast ausschließlich aus Lamellenknochen. Geflechtknochen ist beim gesunden Erwachsenen etwa im Felsenbein und in den Zahnalveolen zu finden.

Geflechtknochen entsteht bei der Knochenneubildung, etwa bei der Knochenentwicklung und bei Reparaturvorgängen und wird daher auch als Primärknochen bezeichnet. Die Kollagenfasern seiner Matrix durchflechten sich im Gegensatz zu ihrer parallelen Anordnung im Lamellenknochen. Primärknochen wird in der Entwicklung wie auch bei der Reparatur meist durch Lamellenknochen ersetzt. Geflechtknochen weist einen geringeren Mineralgehalt als Lamellenknochen auf und ist so weniger röntgendicht. Lamellenknochen ist Strukturkomponente sowohl der Substantia compacta als auch der Substantia spongiosa.

Die zentrale Baueinheit des Lamellenknochens ist das Osteon, eine aus konzentrischen Speziallamellen aufgebaute Struktur, ähnlich einem Baumstamm mit Jahresringen (Abb. 4). Die Speziallamellen bestehen aus Knochenmatrix, ihre Dicke beträgt 3 - 7 µm. Sie umschließen einen zentral gelegenen Kanal, der als Havers-Kanal bezeichnet wird. Kanal und Lamellen bilden so das Havers-System oder Osteon. Diese zylinderförmigen Gebilde liegen in der Längsachse der Diaphyse und gabeln sich teilweise.

Stand des Wissens

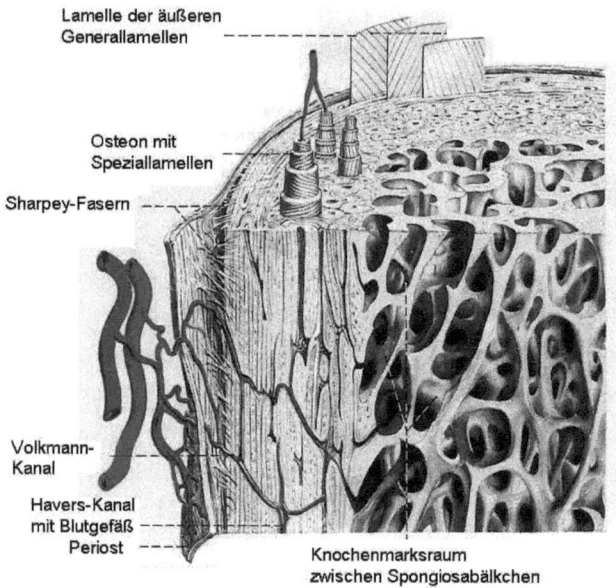

Abb. 4: Schematische Darstellung des Lamellenknochens
Drei Osteone sind teleskopartig dargestellt, um den unterschiedlichen Steigungswinkel der Kollagenfasern (- fibrillen) in den Lamellen (Speziallamellen) zu zeigen. Zum gleichen Zweck sind drei Lamellen der äußeren Generallamellen in Stufen gezeichnet. Die Blutgefäße gelangen vom Periost durch die Volkmann- in die Havers-Kanäle. (Junqueira et al. 2002)

Die äußere Begrenzung des Osteons bildet eine Zementschicht aus faserarmer Matrix, analog einer Baumrinde. Zwischen den Speziallamellen, selten auch innerhalb, liegen die Osteozyten (Abb. 5). Die Kollagenfasern innerhalb einer Lamelle verlaufen parallel und schraubenförmig um den Zentralkanal. Die Windungen wechseln zwischen benachbarten Lamellen, deren Fasern sich so etwa rechtwinklig schneiden. Diese Anordnung nach dem so genannten Sperrholzprinzip trägt wesentlich zur Erhöhung der Stabilität bei (Weiner et al. 1999). Zwischen zwei benachbarten Speziallamellen liegt jeweils eine dünne Zementschicht von etwa 0,1 µm Stärke. So kann Knochen als eine Art faserverstärkter Verbundstoff gesehen werden.

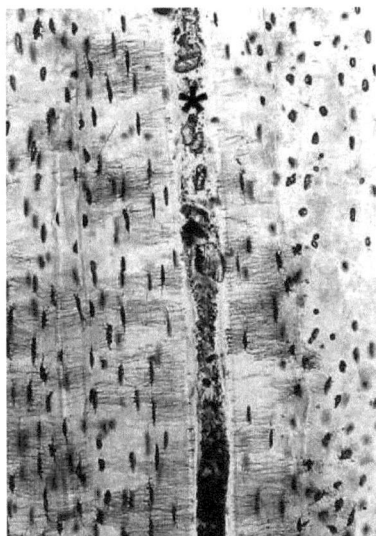 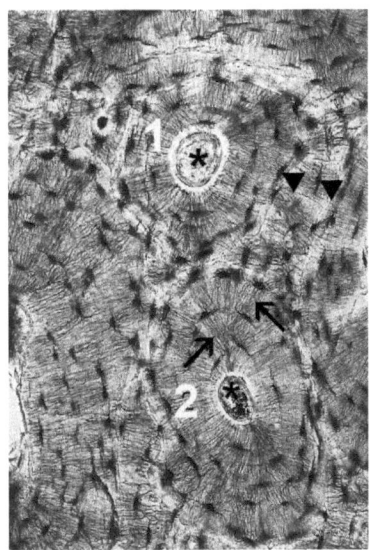

Abb. 5: Ungefärbte Knochenschliffe, Vergrößerung 260fach
Links: Schliff parallel zur Längsachse eines Havers-Kanals (*), Fingerphalanx, Mensch. Die durch Doppelbrechung schwarz erscheinenden Lakunen (Knochenhöhlchen) und die von ihnen ausgehenden, radiär zum Havers-Kanal verlaufenden Knochenkanälchen geben getreu die Gestalt der Osteozyten mit ihren Fortsätzen wieder.
Rechts: Osteone im ungefärbten Knochenschliff. Querschnitt der Kompakta der Femurdiaphyse (Mensch). Die zwei vollständig sichtbaren Osteone (1, 2) sind aus je drei bis vier Knochenlamellen aufgebaut und von unvollständig angetroffenen Osteonen umgeben. Der Schliff wird vom nicht entkalkten Knochen angefertigt, der mazeriert wurde und kein Weichgewebe mehr enthält. Zu sehen ist also nur die Hartsubstanz. Erkennbar sind Havers-Kanäle (*), Knochenhöhlchen (▲) und –kanälchen (↑). In den konzentrisch zum Havers-Kanal angeordneten Knochenhöhlchen liegen die Zellleiber der Osteozyten. In den radiär zum Havers-Kanal angeordneten feinen Knochenkanälchen liegen Fortsätze der Osteozyten. (Welsch und Sobotta 2003)

Die Havers-Kanäle führen Blutgefäße und Nerven sowie Lymphgefäße, sie sind mit lockerem Bindegewebe ausgekleidet. Verbunden werden sie durch die Volkmann-Kanäle, die schräg die Lamellen perforieren. So entsteht eine Verbindung zwischen den Blutgefäßen des Periosts, der Havers-Kanäle und der Knochenmarkhöhle. In der Kompacta finden sich neben den Havers-Systemen auch die Generallamellen sowie die Schaltlamellen. Letztere, auch interstitielle Lamellen, entstehen beim Um- und Abbau des Knochens und stellen Reste von Osteonen älterer Generationen dar. Sie füllen die Zwickel und Zwischenräume auf. Die inneren und äußeren Generallamellen bilden die

Begrenzung der Kompacta zum Markraum und zum Periost. Sie sind zirkulär aufgebaut, die Markhöhle ist dabei der Mittelpunkt.

2.1.4. Knochenentwicklung, Wachstum und Remodeling

Knochen kann auf zwei verschiedene Arten entstehen, durch desmale oder chondrale Ossifikation. Dabei wird ein Gerüst aus Bindegewebe oder Knorpel durch Knochen ersetzt. Es entsteht zunächst Geflechtknochen, der später durch Lamellenknochen ersetzt wird. Die desmale oder direkte Ossifikation beginnt im Bindegewebe mit der Entstehung mesenchymaler Verdichtungszonen, die zu primären Ossifikationszentren werden. Gruppen mesenchymaler Zellen differenzieren hier zu Osteoblasten und produzieren Knochenmatrix. Beim Vorgang der Mineralisation werden die Osteoblasten eingeschlossen und differenzieren zu Osteozyten. Bei der Vergrößerung und Verschmelzung der Ossifikationszentren entstehen Knochenbälkchen. Blutgefäße wachsen ein und ermöglichen das Einwandern weiterer mesenchymaler Vorläuferzellen. So entsteht beim vollständigen Zusammenschluss der Zentren Geflechtknochen.

Die chondrale oder indirekte Ossifikation beschreibt den Ersatz von Knorpelmatrix durch Knochen und bestimmt die Entwicklung kurzer und langer Röhrenknochen. Zunächst entsteht ein Modell des Knochens aus hyalinem Knorpel, welcher im Folgenden durch Knochen ersetzt wird. Zwei Typen, die perichondrale sowie die enchondrale Ossifikation zeigen unterschiedliche Mechanismen und anatomische Lokalisation. Die perichondrale Ossifikation verläuft ähnlich der desmalen Ossifikation. Sie beginnt längs der Diaphse und führt zunächst zur Bildung einer zylindrischen Knochenmanschette, die den Knorpel umschließt. Gleichzeitig bauen Osteoklasten die Knorpelmatrix im Inneren ab, so dass die Markhöhle entsteht. Blutgefäße sprossen in Knochenmanschette und Markhöhle ein. Es folgt die enchondrale Ossifikation in den Epiphysen. Zwei Phasen bestimmen den Ablauf. Zunächst hypertrophieren die Chondrozyten und sterben in der Folge ab. Sie hinterlassen Lakunen in der Knorpelmatrix. Diese verkalkt und wird von Osteoklasten abgebaut. In der zweiten Phase migrieren Stammzellen über Blutkapillaren in die verwaisten Lakunen und differenzieren sich zu Osteoblasten. Die enchondrale, markraumnahe Ossifikation bildet zusammen mit der perichondralen Ossifikation das primäre Verknöcherungszentrum des Knochens.

Später kommt es zur Bildung sekundärer enchondraler Ossifikationszentren im Zentrum der Epiphyse. Sie vergrößern sich radiär, bis nur noch auf den Gelenkflächen und in den Epiphysenfugen Knorpel übrig bleibt. Letzteren kommt entscheidende Bedeutung beim Längenwachstum des Knochens zu. Die Epiphysenfugen verknöchern gegen Ende des Wachstumsalters.

Lebenslang, insbesondere aber im Wachstumsalter, findet ein intensiver Knochenaufbau -abbau und -umbau statt. Dieser Umbau, auch Turnover genannt, verläuft beim Kind etwa 200 - mal schneller als beim Erwachsenen (Junqueira et al. 2002). Man unterscheidet dabei Modeling und Remodeling. Die Basis für den Knochenumbau und Erneuerung bildet die BMU (basic multicellular unit), die aus Gruppen von Osteoblasten und Osteoklasten besteht. In einer fein abgestimmten Form wird an der Spitze der konusförmigen BMU Knochen resorbiert und an den Seiten wieder aufgebaut. So entsteht ein neues Osteon (Jilka 2003).

2.1.5. Periost

Das Periost, die Knochenhaut, umhüllt den Knochen von außen und stellt die Verbindung zum umliegenden Weichgewebe dar. Dadurch erfüllt es Funktionen wie nutritive Versorgung und Innervation des Knochens (Eyre-Brook 1984). Wesentliche Strukturkomponenten des Periosts sind Fibroblasten und Kollagenfasern.

Histologisch lassen sich zwei Schichten unterscheiden (Bucher 1997). Die äußere fibröse Schicht führt Gefäße und Nerven zum Knochen und vermittelt seine Einbettung in den Weichteilmantel. Die innere dem Knochen anliegende Schicht enthält mesenchymale Progenitorzellen (lining cells) und wird auch in Analogie zur Wachstumsschicht bei Pflanzen als Kambiumschicht bezeichnet. Die Progenitorzellen können zu osteogenen oder chondrogenen Zellen differenzieren (Ito et al. 2001). So zeigten (Perka et al. 2000) die Möglichkeit, mittels Periostzellen neuen Knochen in Knochendefekten zu bilden. Die Zellen der Kambiumschicht haben wesentliche Bedeutung beim Knochenwachstum und bei der Frakturheilung (Remedios 1999). Fest verankert ist das Periost an der Außenfläche des Knochens über Sharpeyfasern, die in die Knochenmatrix einstrahlen.

Die Mechanismen der periostalen Regeneration nach Traumatisierung sind noch weitgehend ungeklärt. Insbesondere in der frühen Phase der Knochenheilung waren konkrete Aussagen bisher schwierig, da sich Periostzellen ohne die räumliche Zugehörigkeit zum Periostschlauch weder histologisch noch immunhistologisch beweisbar darstellen lassen. Dadurch fehlen möglicherweise entscheidende Erkenntnisse bezüglich der (frühen) Phase der Periostrekonstruktion und ihrer Rolle im Verlauf und dem Erfolg bzw. dem Versagen der Frakturheilung. Bekannt ist, dass eine Membran zwischen Knochen und Periost die Heilung eines Knochendefekts verzögert (Wurzler et al. 2000). Selbiges gilt für eine Trennung zwischen dem Periost und dem umliegenden Weichteilgewebe, also bei einer Verminderung der vaskulären Versorgung des Periosts (Macnab und De Haas 1974). Das Knocheninnere wird von Endost ausgekleidet. Es besteht aus einer Schicht flacher Vorläuferzellen ähnlich der Kambiumschicht des Periosts (Junqueira et al. 2002).

2.1.6. Blutversorgung des Knochens

Knochen ist ein sehr stoffwechselaktives Gewebe und besitzt ein hoch entwickeltes Gefäßsystem. Die Blutversorgung sichert die Homöostase und trägt zur erstaunlichen Regenerationsfähigkeit des Knochens bei (Remedios 1999). Das Gefäßsystem des gesunden adulten Knochens kann nach seiner Funktion in drei Kategorien eingeteilt werden: afferentes, efferentes und intermediäres System. Zum afferenten System zählen die Arteria nutricia, die proximale und distale metaphysäre Arterie sowie die periostalen Arteriolen. Die Arteria nutricia tritt meist im proximalen Drittel des Knochens über die Foramina nutricia durch die Kortikalis bis in den Markraum ein, teilt sich in ein aszendierendes und ein deszendierendes Gefäß und verästelt sich dann weiter in Arteriolen (Pennig 1990). Sie treten in die Kortikalis ein, verlaufen in den Havers-Kanälen und stellen die komplette Versorgung der inneren zwei Drittel der Kortikalis sicher (Remedios 1999). Daneben versorgt die Arteria nutricia auch das Knochenmark. Die metaphysären Arterien treten auf Höhe der Metaphysen in die Kortikalis ein. Sie tragen nicht wesentlich zur Blutversorgung des intakten adulten Knochens bei. Ihre Endäste anastomosieren mit den Sinusoiden des Knochenmarks. Sie können bei geschädigter Arteria nutricia schnell hypertrophieren und die Blutversorgung übernehmen (Rhinelander 1974a).

Juvenile Säugetiere haben ein dickes Periost mit reichen arteriolären Gefäßnetzen, die den kompletten Knochen, abgesehen von den Gelenkflächen, versorgen. Mit der Reifung atrophieren die Gefäße und versorgen dann nur noch das äußere Drittel des Knochens (Remedios 1999).

Der venöse Abfluss erfolgt über zwei Venennetze. Das Blut des Knochenmarks fließt über die Venae nutriciae entlang der gleichnamigen Arterien zurück und das der Kortikalis über Venengeflechte des Periosts (Remedios 1999).

2.2. Regulation des Knochenmetabolismus

Steroid- und Peptidhormone werden über verschiedene Regelkreise gesteuert. Steroide mit der chemischen Grundstruktur des Cholesterols sind lipophile Substanzen, die über Transkriptionsfaktoren direkt die Genregulation beeinflussen. Beispiele sind Glukocortikoide. Es ist bekannt, dass sie in überhöhter Dosis Osteoporose verursachen. Dexamethason wirkt in geeigneter Konzentration allerdings osteoinduktiv. Die Sexualsteroide haben ebenfalls vielfältige Einflüsse auf den Knochenaufbau, den Schluss der Epiphysenfugen und den Knochenmetabolismus. So ist bekannt, dass Östrogene indirekt über Osteoblasten hemmend auf die Osteoklastenaktivität und somit den Knochenabbau wirken (Löffler und Petrides 1998a).

Vitamin D3 reguliert die für den Knochenstofffwechsel essentielle Kalziumhomöostase. Zusammen mit Parathormon bewirkt es eine Erhöhung des Serum-Kalzium Spiegels. Antagonist des Parathormons ist Kalzitonin, das die Ostoklasten hemmt (Case et al. 2007).

Zytokine wurden ursprünglich als Mediatoren des Immunsystems charakterisiert. Ihre Wirkungen sind komplex und erstrecken sich auf nahezu alle Zellen des Organismus (Ricci 1989). Relevant für den Knochenstoffwechsel sind z.B. der monocyte-colony stimulating factor (M-CSF). Bei Stimulation der Monozyten produzieren diese Interleukin 1 (IL-1). Die Zytokine steuern die Osteoklastenproliferation und –differenzierung und so den Knochenmetabolismus (Nakamura und Jimi 2006).

Wachstumsfaktoren sind Proteine, die Zellwachstum, Differenzierung und Matrixproduktion während der Knochenheilung beeinflussen (Young et al. 1998). Wachstumsfaktoren werden lokal von bestimmten Zellen wie Osteoblasten produziert und sezerniert. Sie wirken dann auf die Zellen selbst (autokrine Wirkung) oder auf Zellen benachbarter Gewebe (parakrine Wirkweise). Ihre Wirkung verläuft über Membranrezeptoren. Über nachfolgende Signalkaskaden wird die Transkription gesteuert. So werden komplexe genetische Programme ausgeführt. Eine Klassifikation kann anhand des Signalweges in zwei große Gruppen erfolgen (Barnes et al. 1999). Über Tyrosin Kinase Rezeptoren und ihre Signalwege wirken platelet derived growth factor (PDGF) und fibroblast growth factors (FGFs). Die zweite große Gruppe ist die transforming growth factor ß (TGF-ß) Superfamilie, deren Wirkmechanismus über Serin-Threonin Rezeptoren verläuft. Die Aktivierung des Rezeptors führt zur Phosphorylierung von spezifischen Signalproteinen (SMADs). Über eine Kaskade erfolgt über Transkriptionsfaktoren die Genregulation (Kloen et al. 2003). Es zeigt sich eine starke phyllogenetische Konservierung innerhalb der Struktur der Wachstumsfaktoren, die zunächst in Drosophila und C. elegans studiert wurden (Barnes et al. 1999). Zur TGF-β-Superfamilie zählen auch die bone morphogenetic proteins (BMPs) (Linkhart et al. 1996). BMPs, und hierbei insbesondere BMP-2 und -7, kommt bei der Regulation der Frakturheilung eine Schlüsselrolle zu. BMPs führen zur Differenzierung von Vorläuferzellen zu osteogenen Zellen. BMP-2 induziert in vitro und in vivo die Differenzierung zu Osteoblasten. Die Produktion rekombinanter Wachstumsfaktoren ist etabliert und klinische Anwendungen am Menschen erwiesen sich als erfolgreich (Jones et al. 2005; Raschke und Schmidmaier 2004).

2.3. Biomechanik und Mechanobiologie

Durch Körpergewicht, Muskelkontraktion und physische Aktivität ist das Skelett als Stützorgan unterschiedlichen Kräften ausgesetzt. Sobald eine Extremität Kontakt zum Untergrund bekommt und die Gewichtskraft wirkt, resultiert die entgegengesetzte Bodenreaktionskraft. Sie setzt sich aus dem Anteil des Körpergewichts, mit dem die jeweilige Extremität belastet wird, multipliziert mit der Erdbeschleunigung zusammen, entsprechend der Beziehung Kraft = Masse x Beschleunigung. Erfährt der Körper noch eine zusätzliche Beschleunigung (Springen, Sturz) so kann sie ein Vielfaches der alleinigen Gewichtskraft betragen, wobei etwa fünffache Werte erreicht werden können. Makroskopisch erkennbare biomechanische Anpassungen des Knochens an die einwirkenden Kräfte sind die Knochenbälkchen der Spongiosa. Sie sind entlang der einwirkenden Druck- und Zugkräfte angeordnet, was als Trajektorienbau bezeichnet wird.

Dass mechanische Belastungen die Knochenstruktur beeinflussen, ist seit langem bekannt (Galilei 1564 – 1642). Biomechanische Belastungen beeinflussen direkt den Aufbau des Knochens, Form folgt Funktion. Dabei bewirken Zugspannungen an konvexen Seiten den Anbau von Knochen, Druckspannungen auf den konkaven Seiten dagegen Abbau von Knochensubstanz. So besagt das Transformationsgesetz nach Julius D. Wolff, dass jede Änderung der biomechanischen Belastung die Knochenstruktur verändert. Bei Verminderung der Belastung zeigt sich eine Hypo- bzw.

Atrophie, bei Erhöhung zeigt sich eine Hypertrophie (Wolff 1892). Die mechanischen Einflüsse auf das Knochenwachstum haben wichtige Konsequenzen, etwa bei Immobilisation und Bettruhe, Entlastung einer Extremität oder bei Weltraumaufenthalten.

Wie mechanische Belastung im Knochen in Information verwandelt wird, ist Gegenstand intensiver Forschung (Abb. 6). Frühere Arbeiten aus Japan hielten einen piezoelektrischen Effekt für möglich (Fukada 1968). Neuere Ansätze gehen von der Beeinflussung des kanalikulären Flusses der Osteozyten bei mechanischer Belastung aus (Knothe Tate et al. 2000; Riddle et al. 2007) oder vermuten eine direkte Wirkung über Zellmembranen und das Zytoskelett (Wang et al. 1993). Auch transmitterähnliche Wirkungen über Mediatoren wie NO (Burger et al. 2003) oder glutamaterge Transmission (Bonewald 2002) wurden postuliert.

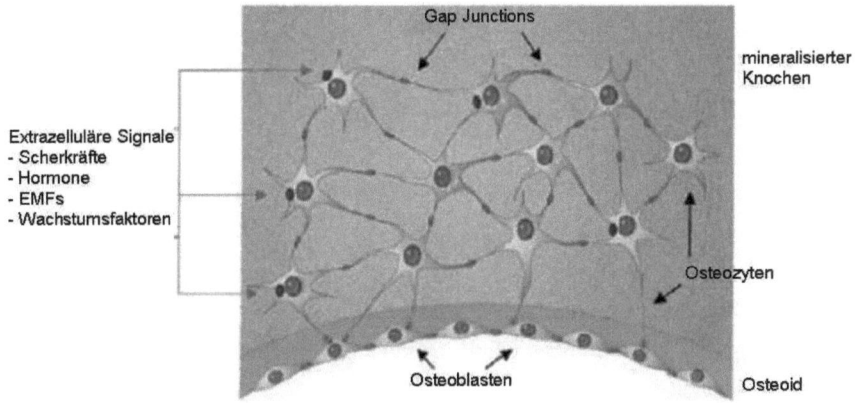

Abb. 6: Gap Junctions und das lakuno-canaliculären Netzwerk
Über die Zell-Zell-Verbindungen werden Signale vermittlet, die den Knochenumbau beeinflussen. EMF: Elektromagnetische Felder, nach Donahue, 2000

2.4. Frakturen und Knochenpathologie

Meistens sind unphysiologische mechanische Belastungen des Knochens Auslöser der Fraktur. Darüber hinaus können verschiedene extrinsische und intrinsische Mechanismen die biomechanische Kompetenz des Knochens vermindern (Salisbury et al. 1994). Als extrinsisch können physikalische sowie chemische Einwirkungen unterschieden werden. Als physikalische Ursachen kommen etwa UV-Strahlen, ionisierende Strahlung und Temperaturwirkungen in Betracht. Zu den chemischen

Stand des Wissens

Ursachen gehören industrielle Chemikalien, Medikamente, Ethanol, Tabakrauch sowie Aflatoxine und andere natürliche Toxine.
Die Definition der intrinsischen Ursachen ist sehr weit. Im Grunde kommt jede Fehlfunktion von Körperorganen in Betracht. Ein Fokus liegt auf endokrinen Ursachen, der (Fehl-)Funktion parenchymatöser Organe sowie dem Herz- und Gefäßsystem. Daneben können Autoimmunerkrankungen wie reumatoide Arthritis sowie Neoplasien innerhalb des Skeletts oder anderer Organe mit Skelettaffektion dazugerechnet werden. Viele dieser Krankheiten rufen allerdings keine Verletzungen im engeren Sinne hervor. Eine weitere wesentliche Krankheitsentität stellen avaskuläre bzw. aseptische Knochennekrosen dar. Als Ursache wird hier eine verminderte oder unterbrochene Blutversorgung angenommen (Salisbury et al. 1994).

2.4.1. Behandlungskonzepte von Knochenverletzungen

Ziel einer jeden Knochenbruchbehandlung ist die völlige Wiederherstellung der Funktion in möglichst kurzer Zeit. Die Therapieprinzipien wurden von der Arbeitsgemeinschaft für Osteosynthese (AO) in ihren Anfangsjahren 1958/59 formuliert und haben bis heute nichts an Gültigkeit verloren.

(1) anatomische Rekonstruktion der Frakturfragmente, insbesondere bei Gelenkbrüchen

(2) stabile innere Fixation durch interfragmentäre Kompression, um den lokalen biomechanischen Anforderungen gerecht zu werden

(3) Erhaltung der Blutversorgung von Knochen und Weichteilen durch atraumatische Operationstechnik

(4) frühe aktive Mobilisation der verletzten Extremität sowie des Patienten zur Vermeidung der Frakturkrankheit

So steht die operative Therapie mit Osteosynthese heute im Mittelpunkt der Frakturbehandlung neben funktioneller und konservativer Behandlung. Bei den Fixationsmöglichkeiten können prinzipiell innere Fixationsmöglichkeiten von äußeren (Fixateur externe) unterschieden werden. Innerhalb der ersten Gruppe können intramedulläre (Marknägel) von extramedullären Kraftträgern (Platten, Spickdrähte) unterschieden werden. Heute wird die „biologische Osteosynthese" gefordert, d.h. eine nur minimale zusätzliche Traumatisierung durch die Operation (Punkt 3 der AO Prinzipien). Die Erkennung der Relevanz des Periosts bei der Knochenheilung führte zu einem Wandel in der operativen Versorgung. Weiträumiges Freilegen und

Deperiostieren des Knochens zur exakten Reposition und Plattenanpassung gilt heute als obsolet, neue Techniken und Implantate versuchen den Weichteilschaden zu minimieren. Der Fixateur externe ist insbesondere bei offenen Frakturen mit Weichteildefekten und zur Erstversorgung indiziert. Eine extern fixierte Fraktur zeigt sekundäre Knochenheilung (Pfeil et al. 1996).

2.5. Knochenheilung

Knochen ist zur Regeneration im Sinne einer Restitutio ad integrum befähigt (Braun und Ruter 1996). Angesichts der Komplexität der Heilungsvorgänge ist es sinnvoll, zwei Reaktionsebenen des Organismus bei Knochenverletzungen zu betrachten: die generalisierte Körperantwort sowie lokale Vorgänge.

2.5.1. Generalisierte Körperantwort

Frühe Untersuchungen schlugen zwei Phasen der generalisierten Körperantwort vor, „Ebbe und Flut" (Cuthbertson 1980). Zunächst ist eine verringerte metabolische Aktivität zu beobachten, erkennbar als erniedrigte Körpertemperatur und Schock. Etwa 24 Stunden später kehrt sich die Situation um, die Stoffwechselprozesse beschleunigen sich. Überschreitet die Verletzung einen Schweregrad, kommt es zum Postagressionsstoffwechsel. Er ist komplex reguliert, etwa durch katabole und anabole Hormone und die Aktivität des sympathischen Nervensystems (Oppenheim et al. 1980). Folge sind eine verminderte Nahrungsaufnahme sowie ein verstärkter Fett- und Muskelproteinkatabolismus.

2.5.2. Lokale Vorgänge

Einen grundlegenden Überblick über die Frakturheilung gibt McKibbin in „The biology of fracture healing in long bones" (1978). Danach lassen sich drei Phasen unterscheiden: Entzündung, Reparatur und Remodeling (Cruess und Dumont 1975). Morphologisch und biomechanisch sind diese Vorgänge gut charakterisiert (Gerstenfeld et al. 2003). Ihre Mechanismen und deren Steuerung durch Zellen und Mediatoren sind komplex und Gegenstand intensiver Forschung (Einhorn 2005). Eine didaktische Beschreibung der einzelnen Phasen nimmt eine unkomplizierte diaphysäre Fraktur, fachgerechte Reposition und optimale Stabilisierung als Grundlage.

Mit der Verletzung kommt es zu einer aseptischen Entzündung. Lokal kommt es zum so genannten RAP „regional acceleratory phenomenon" (Frost 1989). Die Zerstörung von

Osteozyten, Periost und Weichteilen führt zu Nekrosen (Remedios 1999). Die initiale Blutung ist stark abhängig vom Weichteilschaden und von der Beschädigung der Blutgefäße. Neben der Blutung führt auch vaskuläre Dilatation zu einer fibrinreichen Exsudation, Daneben kommt es zu einer zellulären Infiltration durch Thrombozyten, Granulozyten, Monozyten und Makrophagen, Lymphozyten, Mastzellen sowie lokalen pluripotenten Vorläuferzellen. Dem Frakturhämatom kommt besondere Bedeutung zu, es enthält u.a. Faktoren der Angiogenese (Bartmeyer et al. 2005; Street et al. 2000a). Während der Heilung verändert sich der pH-Wert im Frakturhämatom von initial 7,2 bis 7,5 nach 20 Tagen, eine Störung dieses Ablaufs kann zu verzögerter Heilung führen (Newman et al. 1985). Bei den später höheren pH-Werten um 7,5 liegt das Optimum der für die Mineralisierung verantwortlichen Enzymsysteme (Pennig 1990).

Die direkte Knochenheilung ist durch osteonale Rekonstrukion möglich. Sie erfordert eine exakte anatomische Stellung der Frakturenden zueinander und ist nur bei ausreichender biomechanischer Stabilität möglich. Die Heilung findet durch eine direkte Überbrückung und Verzahnung des Frakturspaltes statt. Es wird kein Kallus gebildet (Willenegger et al. 1971). Sie kann in primäre und sekundäre osteonale Rekonstruktion eingeteilt werden (Chao et al. 1989). Die primäre osteonale Rekonstruktion erfolgt bei optimaler anatomischer Stellung und Stabilität. Die Frakturlinie zeigt Knochen zu Knochen Kontaktflächen sowie schmale Lücken. An ersteren tritt Kontaktheilung, an letzteren Spaltheilung auf (Palmer et al. 1992). Kontaktheilung bedeutet ein direktes Remodeling über die Frakturebene. So genannte Schneidkegel formen sich in den frakturnahen Osteonen. An ihrer Spitze resorbieren Osteoklasten Knochen in Richtung Frakturspalt. Simultan bauen an den Seitenflächen Osteoblasten neue Knochensubstanz auf. Spaltheilung findet in den schmalen Lücken zwischen den Kontaktzonen statt. Sie unterscheidet sich von der Kontaktheilung durch die Bildung vaskularisierten Bindegewebes vor der knöchernen Überbrückung. Dabei darf die Spaltbreite nicht größer als 1 mm sein.

Überschreitet der Frakturspalt diese Breite, kommt es zur indirekten (sekundären) Frakturheilung. Sie verläuft in mehreren, ineinander übergehende Stadien (Einhorn 2005). Der Entzündung folgt die Organisation des Frakturhämatoms. Mesenchymale pluripotente Zellen, die zu Knochenvorläuferzellen differenzieren können, migrieren in die Frakturzone. Ihr Ursprung liegt vermutlich in Periost, Endost, Knochenmark sowie umliegenden Geweben (Yoo und Johnstone 1998). Nach einigen Tagen beginnt die Proliferation von Granulationsgewebe und die Formation eines weichen Kallus um den

Schaft eines jeden Fragments, den McKibbin als Primärkallus bezeichnet (McKibbin 1978). Nach einigen Tagen schließt sich die Bildung des Brückenkallus an. Die Bildung des Kallus, bei der den Vorläuferzellen eine wichtige Bedeutung zukommt, ist wesentliches Merkmal der indirekten Knochenheilung. Die vier Gewebstypen Knochenmark, Periost, Kortikalis und das umliegenden Weichgewebe haben wichtige Funktionen (Abb. 7).

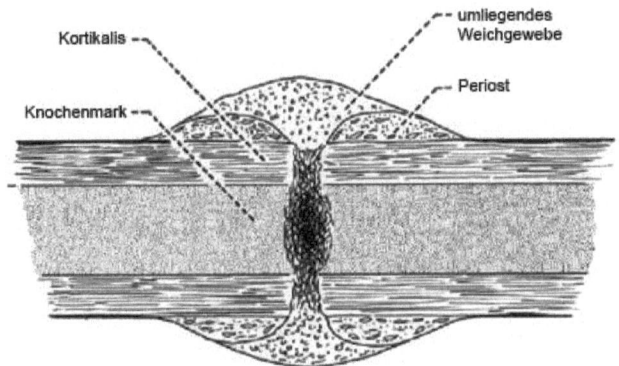

Abb. 7: Der Kallus und seine möglichen Ursprungsgewebe
(Einhorn 2005)

Bereits Hippokrates interpretierte diese tastbare Kallusformation als äußere Schienung (Michler 1970). Der zunächst bindegewebige Kallus wird durch Knorpel ersetzt. Der Knorpel des weichen Kallus wird ähnlich wie bei der enchondralen Ossifikation in der Ontogenese zu Faserknochen des harten Kallus umgebaut (Ferguson et al. 1999; Vortkamp et al. 1998). Sobald der Kallus aus Knorpel und Geflechtknochen Stabilität gewährleistet, beginnt das Remodeling. Es nimmt ein bis vier Jahre in Anspruch. Das Ergebnis ist morphologisch und funktionell mit dem originalen Knochen identischer Lamellenknochen (Frost 1989).

2.6. Pseudarthrosen

2.6.1. Inzidenz und Klassifikation

In bis zu 10-20 % der Frakturen kommt es zu einer verzögerten Heilung (Haas 2000). Bleibt die Vereinigung zweier Frakturenden über sechs Monate aus, resultiert definitionsgemäß eine Pseudarthrose. Je nach Autor werden auch acht Monate angegeben (Runkel und Rommens 2000). Eine allgemein akzeptierte Definition der

Pseudarthrose ist das radiographische Ausbleiben der Heilung einer Fraktur nach 6 Monaten oder das Ausbleiben einer Progression der Heilung in einem Zeitraum von 3 Monaten (Wiss und Stetson 1996). Pseudarthrosen entstehen in 80% der Fälle posttraumatisch, 10-15% als Folge von Operationen sowie etwa 3% kongenital. Betroffen sind in etwa 50% der Fälle die Tibia, gefolgt vom Femur mit 25%, beides lange Knochen der unteren Extremität (Pfeil et al. 1996). Die Klassifikation erfolgt in hypertrophe (reaktive, vitale) und atrophe (inaktive, avitale) Pseudarthrosen (Weber und Cech 1973).

2.6.2. Ursachen

Die Ursachen der Pseudarthrose sind vielfältig. Es kommen biologische und/oder mechanische Faktoren sowie Infektionen in Frage. Zu den biologischen Faktoren zählen Knochennekrosen, verursacht durch mangelnde lokale Durchblutung oder Devaskularisation (Babhulkar et al. 2005). So treten Pseudarthrosen bevorzugt an Knochen auf, die anatomisch bedingt nur von einzelnen Gefäßen versorgt werden. Beim Menschen sind dies etwa Os scaphoideum, der Oberschenkelhals und der Talus (Ring 2006). Fehlt das Periost über einem Knochenabschnitt, etwa bei Frakturen mit ausgedehntem Weichteilschaden, so kann hier die Frakturheilung ausbleiben. In der Folge kann sich eine atrophe Pseudarthrose entwickeln (Yoo und Johnstone 1998). Offene und/oder stark dislozierte Frakturen bergen ein besonderes Risiko, speziell an der Tibia (Mechrefe et al. 2006). Desweiteren beeinträchtigen operatives Débridement und Spülung sowie Osteosyntheseplatten oder intramedulläre Manipulation die biologische Reaktionsfähigkeit der Fraktur. Auch das Kompartment-Syndrom, bei dem es zur Druckerhöhung innerhalb von Muskellogen kommt, kann zur Entstehung einer Pseudarthrose führen. Als Ursache kommt dabei die schwere Durchblutungsstörung in Betracht (Court-Brown und McQueen 1987).

Eine weitere mechanische Ursache ist die Instabilität im Frakturbereich. Sie verhindert die Entwicklung eines Brückenkallus. Ein fehlender Fragmentkontakt und zu hohe Implantatsteifigkeit verhindern dagegen die mechanische Stimulation die Heilung. Pseudarthrosen mit mechanischen Ursachen treten gehäuft nach Frakturen des Unterarms, speziell der Ulna auf. Auch weit dislozierte Klavikulafrakturen neigen aus mechanischen Gründen zur Bildung von Pseudarthrosen (Runkel und Rommens 2000).

2.6.3. Pseudarthrosebehandlung

Die Ursache einer Pseudarthrose ist gleichzeitig der Schlüssel zur erfolgreichen Behandlung. Reaktive Pseudarthrosen benötigen eine Stabilisierung, in der Regel durch Osteosynthese bei zuvor konservativer Therapie bzw. Verfahrenswechsel der Osteosynthese. Bei Infektpseudarthrosen steht die Sanierung an erster Stelle (Roessler und Ruether 2005). Eine über den Zeitraum von 1971-1993 durchgeführte klinische Studie von 759 diaphysären Pseudarthrosen zeigte eine rückläufige Tendenz, insbesondere bei Unterschenkelpseudarthrosen. Das Verhältnis von septischen zu aseptischen Pseudarthrosen verschob sich von 1:1 auf 0,5:1 (Kasperczyk et al. 1996). In einer Studie über 145 diaphysäre Pseudarthrosen zeigten 118 (81 %) areaktive Verhältnisse (Richter et al. 2000). Ziel der Behandlung atropher Pseudarthrosen ist die Stimulation von Knochenwachstum.

Heute ist die operative Therapie mit autologer Spongiosatransplantation der Goldstandard in der Behandlung der atrophen Pseudarthrose. Sie bietet osteogene Eigenschaften (mesenchymale Progenitorzellen), osteokonduktive Eigenschaften (Knochenmatrix) und osteoinduktive Eigenschaften (Wachstums- und Differenzierungsfaktoren) (Khan et al. 2005). Bei noch durchbluteten Fragmentenden kann die Entfernung von Narbengewebe aus dem Pseudarthrosespalt und eine Anfrischung der Frakturzone erwogen werden. Alternativ ist die Dekortikation der Fragmentenden nach Judet möglich. Dabei werden Kortikalisstückchen abgemeisselt und zusammen mit dem Weichteilverbund in der Frakturzone belassen (Runkel und Rommens 2000). Nachteile der Spongiosatransplantation sind der begrenzte Vorrat und die hohe Entnahmemorbidität. So zeigen sich bei 10% der Patienten Hauptkomplikationen (tiefe Infektion, Osteomyelitis, Hämatome, neurologische Verletzungen, Gefässverletzungen und abdomiale bzw. lumbale Hernien) (Banwart et al. 1995a). In 39% der Fälle kommt es zu kleineren Komplikationen (oberflächliche Infektionen, oberflächliche Serome, kleine Hämatome, Blutverlust, Beckeninstabilität, kosmetische Defekte und Schmerzen (Heary et al. 2002). Letztere finden sich in 40 % der Fälle akut und in 19 % der Fälle über längere Zeit (Younger und Chapman 1989). In einer anderen Studie werden 10% Hauptkomplikationen und 6% Nebenkomplikationen angegeben (Arrington et al. 1996). Die Kosten für eine autologe Spongiosagewinnung werden in den USA mit 4154 $ beziffert (St John et al. 2003).

Möglich ist auch die Verwendung allogenen Knochens oder synthetischer Substanzen mit osteokonduktiven oder osteoinduktiven Eigenschaften. Der Einsatz von mit

rekombinanter Gentechnik hergestellten Wachstumsfaktoren wie BMP 2 und BMP 7 (OP-1) scheint Erfolg versprechend (Dimitriou et al. 2005; Friedlaender 2004). Dafür spricht auch die Erkenntnis, dass die Genexpression von Wachstumsfaktoren innerhalb einer athrophen Pseudarthrose vermindert ist (Niikura et al. 2006).
Bereits 1905 beschrieb Bier die Bedeutung des Hämatoms für die Knochenheilung und versuchte Pseudathrosen mit der Einspritzung von Blut zu therapieren (Bier 1905). Einen noch experimentellen Ansatz stellt die perkutane Injektion von autologem Knochenmark dar. Klinische Erfolge seien erzielt worden, die Methode scheint der der autologen Spongiosaplastik ebenbürtig (Connolly et al. 1991). Eine genaue Analyse der Anzahl von Progenitorzellen in einem perkutanen Knochenmarkaspirat zeigt, dass der Erfolg der Transplantation autologen Knochenmarkaspirats bei der Behandlung von Pseudarthrosen der Tibiadiaphyse wesentlich von der der Anzahl der Progenitorzellen abhängt. Ohne Konzentration des Aspirats zeigte sich der Erfolg suboptimal (Hernigou et al. 2005). Es gibt bisher allerdings keine klinische Anwendung mit in vitro Expansion der Zellen. Ein Problem ist dabei der Zeitraum von 14 Tagen, der für eine ausreichende in vitro Vermehrung von autologen Zellen nötig ist.

2.7. Stammzellen

Stammzellen haben das Potential, sich selbst zu replizieren sowie lebenslang in verschiedene Gewebe zu differenzieren. Das Ergebnis einer asymmetrischen Teilung ist eine der Ursprungszelle gleichende Zelle und eine Tochterzelle, die sich zum Zielgewebe entwickelt. Embryonale Stammzellen sind omnipotent, d.h. sie können sich in jeden Gewebetyp verwandeln. Adulte Stammzellen dagegen besitzen ein eingeschränktes Differenzierungspotential. Sie sind an bestimmte Differenzierungspfade entlang der Ursprungsgewebe gebunden. Mesenchymale pluripotente Zellen sind die Untergruppe der adulten Stammzellen in mesenchymalen Geweben (Petite und Hannouche 2002). Mesenchymale Stammzellen finden sich neben den hämatopoetischen Stammzellen auch im Knochenmark (Banfi et al. 2000; Prockop 1997). Die Vorstellung, dass derartige Zellen auf die Linie ihres Ursprungsgewebes limitiert sind, hat sich allerdings als falsch erwiesen, sie zeigen eine erstaunliche Plastizität (Muraglia et al. 2000). Selbst die Transformation über die Grenzen der drei Keimblätter hinweg scheint möglich (Jiang et al. 2002). Dabei unterscheiden sich „traditionelle" Linien wie osteogene, chondrogene, adipozytogene oder myogene Zellen von den „unorthodoxen" Linien, an deren Ende Kardiomyozyten (Fukuda 2001) oder Neuronen (Bianchi et al. 2001) stehen. Progenitorzellen haben die Fähigkeit zur Selbsterneuerung verloren, sie leiten sich von den Stammzellen ab und haben deren Differenzierungs- und Proliferationspotential inne. Im Knochen finden sich pluripotente Zellen an verschiedenen Orten. Zum einen als Kambiumzellen des Periosts, im Endost sowie als Knochenmarkstromazellen. Letztere sind eine von den ebenfalls im Knochenmark ortsständigen hämatopoetischen Stammzellen abweichende Population, die bei ihrer Entdeckung als „fibroblast colony forming unit" (f-CFU) bezeichnet wurden (Friedenstein et al. 1968). Diese Zellen haben eine herausragende Bedeutung bei der Knochenheilung. Ob auch Progenitorzellen aus anderen Bereichen wie dem Muskelgewebe, perivaskulärem Gewebe oder systemisch zirkulierend eine Bedeutung zukommt, ist nicht geklärt (Yoo und Johnstone 1998).

Aktuelle Vorschläge zur Nomenklatur dieser an Plastikoberflächen adhärierenden Zellen sind „multipotent mesenchymal stromal cells" (Horwitz et al. 2005). Humane hMSCs, rMSCs der Ratte und murine mMSCs sind in ihren Eigenschaften vergleichbar. Sie sind bei der Maus in einer Häufigkeit von ca. 1 : 100 000 Zellen im Knochenmark zu finden (D'Ippolito et al. 1999). Die Richtung der Differenzierungspfade hängt wesentlich vom Mikromilieu des Gewebes bzw. den Kulturbedingungen ab, auch als Nische bezeichnet (Jiang et al. 2002; Watt und Hogan 2000). Die in vitro Differenzierung von MSCs zu osteogenen Zellen ist bereits etabliert (Bruder et al. 1997; Niemeyer et al. 2003). Besondere Bedeutung kommt der extrazellulären Matrix, Zell-Zell-Kontakten sowie Wachstumsfaktoren zu.

2.8. Kallusmodulation und Tissue engineering

Kallusmodulation und die Züchtung neuer Gewebe sind Visionen in der Behandlung unfallchirurgischer Patienten. Tissue engineering umfasst drei Komponenten, auf einem Trägermaterial werden Zellen ausgesät und Wachstumsfaktoren können eingearbeitet werden (Arnold et al. 2003). Die Nutzung der Zellen verläuft nach dem Schema Ernte, Zucht und folgende Differenzierung. Prinzipiell sind Studien in vitro sowie in vivo, d.h. im Tiermodell möglich. In vivo sind ektope Transplantationen, z.B. unter die Haut möglich. Die Implantation in orthotoper Lage ist praxisorientierter, etwa die eines Konstrukts zur Bildung von Knochen in einen Knochendefekt. Der Zusatz von Periostzellen auf Trägermaterialien zeigte im Kalottendefekt des Kaninchens bezüglich des Heilungsverlauf eine signifikante Überlegenheit gegenüber den zellfreien Matrizen

(Breitbart et al. 1998). Die aktuelle Forschung konzentriert sich neben kristallinen auch auf proteinbasierte Trägermaterialien wie etwa Seide (Meinel et al. 2006). Erste klinische Langzeiterfolge von Knochenersatzmaterialien lassen sich in Pilotstudien erkennen (Marcacci et al. 2007).

2.9. Hypothesen und Ziele der Studie

Im Zentrum der Untersuchung stehen die atrophe Pseudarthrose und Ansätze ihrer zellbasierten Therapie. Im Rattenmodell sollen folgende Hypothesen untersucht werden:

1. Eine atrophe Pseudarthrose kann durch thermische Destruktion des Periosts und die Entfernung des Knochenmarks in einer Osteotomie des Rattenfemurs induziert werden.

2. Die Transplantation autologer MSCs fördert die Heilung der atrophen Pseudarthrose im langen Röhrenknochen.

3. Eine osteogene in vitro Prädifferenzierung der Zellen verstärkt den Heilungseffekt.

3. Eigene Untersuchungen - Material und Methoden

Als Tiermodell wurden männliche Sprague Dawley Ratten verwendet. Das linke Femur wurde diaphysär osteotomiert und mit einem Fixateur externe versorgt. Nach 2 und 8 Wochen Standzeit wurden die Tiere getötet und untersucht. In 4 Untersuchungsgruppen à 8 Tieren (Standzeit 8 Wochen) und 2 à 2 Tiere (Standzeit 2 Wochen) wurden 36 Ratten in den Versuch einbezogen.

3.1. Tiere und Tierhaltung

36 männliche Sprague Dawley Ratten mit einem Gewicht von 410-460 g entsprechend einem Alter von 16 – 20 Wochen wurden verwendet. Die Versuchstiere wurden während der gesamten Dauer in der tierexperimentellen Einrichtung der Charité, Campus Virchow-Klinikum gehalten und versorgt. Die Genehmigung des Tierversuchsvorhabens (G 0036/04) wurde durch das Landesamt für Arbeitsschutz, Gesundheitsschutz und technische Sicherheit, Berlin, erteilt.

Die Tiere wurden ihrem Sozialverhalten entsprechend in Macrolon Typ IV Käfigen in Gruppen von 5 Tieren gehalten. Die Haltungsbedingungen entsprachen den Richtlinien der European Convention ETS 123 und der Gesellschaft für Tierversuchskunde GV SOLAS. Der Eingriff der Osteotomie machte eine Isolierung der Tiere in Macrolon Typ III Einzelkäfigen erforderlich, um gegenseitige Manipulation der Wunden und des Fixateurs zu verhindern. Die Tiere hatten Sichtkontakt, sie konnten olfaktorisch und akustisch kommunizieren. Die Fütterung erfolgte mit Nagetierfutter (Ssniff Spezialdiäten GmbH) sowie Wasser ad libitum. Farbige Ringe bzw. Längsstriche um die Schwanzwurzel der Tiere dienten als Markierung.

3.2. Versuchsgruppen und Zeitablauf

Zum biomechanischen Teil der Arbeit zählten 4 Versuchsgruppen mit jeweils 8 Tieren (Tabelle 1). Nach einer kurzen Eingewöhnungszeit erfolgte bei allen Tieren eine Knochenmarkpunktion zur Anzüchtung von MSCs, etwa drei Wochen vor der eigentlichen Osteotomie (Abb. 8).

Material und Methoden

Tabelle 1: Übersicht der Versuchsgruppen
(MSC: mesenchymale Stammzellen, OPC osteogene Progenitorzellen)

Gruppe	Kontrolle	Pseudarthrose	MSC	OPC
Behandlung	leer	Medium	native Zellen	osteogene Zellen

In der Kontrollgruppe mit physiologischer Frakturheilung wurde eine Osteotomie ohne Destruktion des Periosts vorgenommen. In der Pseudarthrosegruppe wurde mittels Osteotomie mit thermischer Destruktion des Periosts eine atrophe Pseudarthrose geschaffen. Die erste Behandlungsgruppe erhielt nach Schaffung des Pseudarthrosemodells 2 Tage postoperativ eine Applikation nativer autologer nicht prädifferenzierter Knochenmarkstammzellen. Die zweite Behandlungsgruppe erhielt osteogen prädifferenzierte mesenchymale Stammzellen. Um eine Bias durch die Applikation des Kulturmediums auszuschließen wurde in der Pseudarthrosegruppe reines Medium 2 Tage postoperativ appliziert. Es wurden jeweils etwa 100 µl perkutan injiziert.

Die Untersuchungen erfolgten nach einer Standzeit von 56 Tagen post Osteotomie. Neben den 32 Tieren wurden weitere 4 Tiere zum Zeitpunkt 14 Tage post operationem untersucht. Dabei handelte es sich um jeweils 2 Tiere aus der Kontrollgruppe und der mit osteogen prädifferenzierten Zellen behandelten Gruppe.

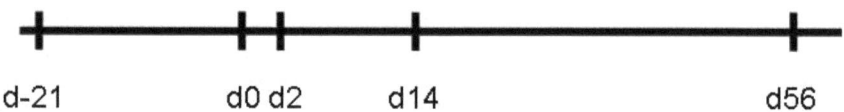

d-21   d0 d2   d14   d56

Abb. 8: Zeitablauf des Experiments
(d-21 Zellentnahme, d0 Osteotomie und Fixateur externe, d2 Transplantation, d 14 früher Untersuchungszeitpunkt, d56 später Untersuchungszeitpunkt)

3.3. Osteotomiemodell

Beim verwendeten Modell handelte es sich um eine in Anlehnung an Hietaniemi (Hietaniemi et al. 1995) bzw. Kokubu modifizierte Technik zur Schaffung einer avitalen Situation (Kokubu et al. 2003). Hieraus entwickelte sich das Bild einer atrophen Pseudarthrose.

Das linke Femur wurde mit einer Trennscheibe von 0,4 mm Breite osteotomiert. Im Anschluss wurde das Periost an den Enden jeweils 2 mm proximal und distal der Osteotomie kauterisiert. Der Defekt wurde mit einem Fixateur externe versorgt (Abb. 9), eine modifizierte Konstruktion nach (Bail et al. 2000). Zwei Stahlbacken wurden mit zwei Schrauben zusammengezogen. Die Backen spannten vier Pins ein.

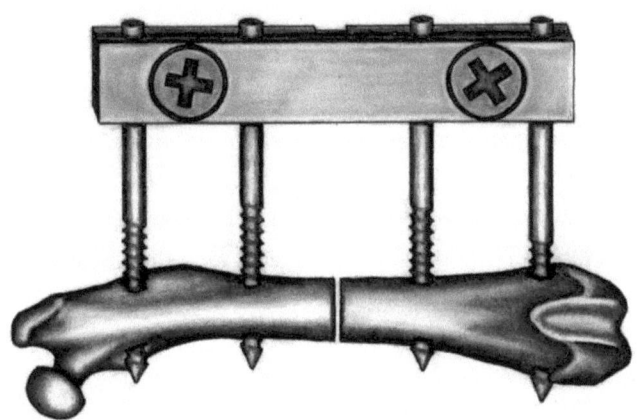

Abb. 9: Fixateur externe
mit freundlicher Genehmigung S. Dormann

Die Abmessungen betrugen Länge x Breite 29 x 5 mm. Die obere Backe mit einer Stärke von 1,8 mm nahm die Schraubenköpfe der Senkkopfschrauben (M 2,5) auf. In der unteren Backe mit einer Stärke von 2,8 mm war ein Gewinde in den Schaubenlöchern eingeschnitten. Die untere Backe wurde zur Verminderung der Steifigkeit in der Mitte eingekerbt. Als Pins wurden vier 10 cm lange K-Drähte mit einem Durchmesser von 1,25 mm und einem 10 mm langen Gewinde an der Spitze verwendet (Fa. M. Jagel, Bad Blankenburg, Germany). Die Kontaktflächen der Fixateurbalken waren plan und mit 4 Bohrungen zur Aufnahme der Pins versehen. So wurde ein festes Einspannen der Pins ermöglicht. Das Gesamtgewicht des Konstrukts betrug ca. 5,4 g.

3.4. Zellentnahme und Zellkultur

Die Zellentnahme zur Gewinnung von Knochenmark wurde an der rechten Tibia durchgeführt. Als Narkose diente ein Gasgemisch aus Isofluran 3,5 Vol %, Lachgas 0,4 l/min und Sauerstoff 0,6 l/min. Zur Einleitung wurde eine Plastikkammer verwendet, in die das Tier gesetzt und darauf das Gasgemisch geleitet wird. Nach Eintreten der

Narkose des Tieres erfolgte die Fortführung mit einer Gesichtsmaske. Gewicht und Temperatur wurden gemessen und der rechte Hinterlauf mit einer Schermaschine rasiert (Aeskulap favorita II) und sprühdesinfiziert (Braunoderm).

Ein etwa 1 cm langer Hautschnitt wurde medio-ventral der Tuberositas tibiae bis auf den Knochen vorgenommen und die Weichteile, falls erforderlich, seitlich abgeschoben. Es folgte das Anbohren der Tibia schräg nach distal-lateral mit einem Kugelfräser Ø=1,0 mm (Fa. Proxoon), alternativ mit einem Diamant-Kugelschleifstift Ø=1,0 mm. Zur Aspiration des austretenden Hämatoms diente eine 22 G Kanüle auf einer 1ml Spritze mit 0,2 ml Expansionsmedium. Während des Vorschiebens der Kanüle in den Markraum wurde Knochenmark aspiriert und die Kanüle unter weiterer Aspiration vorsichtig vor- und zurückgeschoben. Es folgte das sterile Umfüllen des Aspirats in ein 15 ml Falcon Tube mit 5 ml Medium. Die dabei auf die Zellen wirkenden Scherkräfte innerhalb der Kanüle wurden durch vorsichtiges Aspirieren minimiert. Die Wunde wurde mit einer Einzelknopfnaht mit monofilem nicht resorbierbarem Faden (Prolene 3-0) verschlossen und das Tier zum Aufwachen zurück in den Käfig gelegt. Die Narkose dauerte noch wenige Minuten an. Im Anschluss wurde die Aspirat-Medium Suspension zunächst in 25 cm² Zellkulturflaschen ausgesät. Ziel der Kultur war die Expansion der Zellen auf ca. 2 Mio. zur Transplantation in den Osteotomiespalt.

Die Zellkultur erfolgte entsprechend einem Protokoll zur Anzüchtung humaner Vorläuferzellen auf dem Boden von Kulturflaschen in einem Flüssigmedium. Alle Arbeiten in diesem Zusammenhang wurden an einer Workbench mit Abzug unter keimarmen Bedingungen durchgeführt. Als Expansionsmedium diente α-DMEM (Gibco) mit 10 % fetalem bovinen Serum (FBS) sowie 1 % Antibiotikumzusatz (Penicillin-G 10,000 U/ml, Streptomycin 10,000 µg/ml). Die Dosierung betrug 0,2 ml pro cm² Flaschenboden. Nach Beschriftung der Kulturflaschen mit Datum und Tiernummer fand die Lagerung der Zellen in einem Inkubator bei 37°C, 95 % Luftfeuchtigkeit und 5 % CO_2-Gehalt statt. Das Medium wurde zunächst am 2. und 4. Tag gewechselt. Anschließend erfolgte der Mediumwechsel zweimal wöchentlich, und das Zellwachstum wurde mikroskopisch verfolgt.

Das Passagieren der Zellen erfolgte bei 80 % Konfluenz bzw. dem Beginn der Bildung von Zellnestern. Dazu wurden die auf dem Flaschenboden fest haftenden Zellen zunächst mit Trypsin vom Flaschenboden gelöst und ihre Zahl bestimmt. Anschließend wurden die Zellen auf neue Flaschen mit entsprechend größerer Oberfläche verteilt.

Im ersten Schritt wurde das Medium mit einer Einmal-Glaspipette abgesaugt und zweifach mit PBS-Lösung gespült. Das Waschen diente auch dem Entfernen des im FBS enthaltenen α1-Protease Inhibitor-Komplex, der Trypsin inaktiviert. Im zweiten Schritt wurde Trypsinlösung (9 I.U./ml) in einer Dosierung von 130 µl pro cm² Flaschenboden mit einer Saugpipette dazugegeben. Die Kulturflaschen wurden geschwenkt und für 4 min zurück in den Inkubator gelegt. Die Protease Trypsin diente zum Abbau der extrazellulären Matrix die das Anheften der Zellen am Flaschenboden ermöglichte. So lösten sich die fest am Boden haftenden Zellen.

Lichtmikroskopisch wurde der Ablösungsvorgang verfolgt, bei dem sich die Morphologie der Zellen veränderte. Zunächst boten die Zellen das typische Bild mesenchymaler Stammzellen mit mehreren fingerartigen Zellausläufern. Im Folgenden rundeten sich die Zellen ab, bis sie schließlich kugelförmig waren. Jetzt lösten sie sich vom Boden, was durch Schwenken der Kulturflasche und anschließendes Beobachten der Zellen im Flüssigkeitsstrom deutlich sichtbar wurde. Das Trypsinieren wurde nur so lange wie nötig durchgeführt, um eine Schädigung der Zellen zu verhindern.

Nach vollständigem Ablösen der Zellen erfolgte die Zugabe von Medium zur Neutralisierung des Trypsins. Im Anschluss wurden die Zellen in ein Falconröhrchen der erforderlichen Größe gefüllt. Danach wurde mit einem Zytometers (CASY-Flowzytometer) die Zellzahl bestimmt und die Zellen wurden auf neue Flaschen verteilt. Zur Zellzählung wurde zunächst ein Messgefäß mit 7 ml Casytron-Lösung gefüllt und mit einer Eppendorf-Pipette 70 µl der Zellsuspension hinzugegeben. Nach vorsichtiger Durchmischung wurde die Probe unter das Zytometer gestellt und der Messvorgang gestartet. Aus drei hintereinander durchgeführten Messungen wurde ein Mittelwert gebildet. Das Ergebnis wurde als Partikelzahl pro Liter Medium für drei Größenintervalle dargestellt. Für die Ermittlung der Anzahl der mesenchymalen Stammzellen war die Partikelgröße von 12,8 - 100 µm Durchmesser relevant. So wurden anfängliche Verunreinigungen mit Erythrozyten, Leukozyten und Zelltrümmern aus der Zählung ausgeklammert.

Im Anschluss wurde aus den gemessenen Werten die Konzentration der Zellsuspension bestimmt. So gelang die erneute Aussaat von $2,5 \times 10^3$ Zellen pro cm² in frische Flaschen. Die Zelldichte erwies sich in Vorexperimenten als günstiger Wert für die Proliferation der Zellen. Zur Kultur wurden Flaschen in den Größen 25 cm², 75 cm², 175 cm² und 300 cm² verwendet und gegebenenfalls kombiniert. Anschließend wurden die Kulturflaschen mit Expansionsmedium auf das erforderliche Volumen von 0,2 ml pro cm² aufgefüllt. Nach Beschriftung der Kulturflaschen wurde die Bebrütung im Inkubator fortgeführt. Bis zum Erreichen von ca. 2 Mio Zellen waren je nach gewonnener Zellzahl und Wachstumsgeschwindigkeit 2 - 3 Passagen erforderlich. Die Expansion dauerte so 14 -21 Tage.

Die osteogene Differenzierung der Zellen wurde 5 Tage vor der Transplantation nach einem modifizierten Standartprotokoll nach Pittenger durchgeführt (CMSC 2000; Marie und Fromigue 2006; Pittenger et al. 1999). Verwendet wurde Expansionsmedium (α-DMEM (Gibco) mit 10 % fetalem bovinen Serum (FBS) sowie 1 % Antibiotikumzusatz (Penicillin-G 10,000 U/ml, Streptomycin 10,000 µg/ml)) mit Zusatz von Ascorbinsäurephosphat (2×10^{-4} M), β-Glycerophosphat (7×10^{-3} M) und Dexamethason (10^{-8} M). Die MSCs wurden bei Konfluenz in einer 300cm² Kulturflasche behandelt.

3.5. Osteotomie und Fixateur externe

Zur Einleitung der Narkose diente wie unter 3.4 Zellentnahme beschrieben ein Narkosegas-Luftgemisch. Die Fortführung der Narkose erfolgte durch eine Injektion von Ketamin® 10%, 100 mg/kg KG und Rompun® 2%, 10 mg/kg. Die Lösung wurde intraperitoneal injiziert. Die Inhalationsnarkose wurde kurz darauf beendet, um eine Atemdepression durch das Isofluran zu verhindern. Zur zusätzlichen Analgesie wurde Temgesic® (Buprenorphin, 10 µg/kg) subkutan injiziert. Der Austrocknung der Kornea wurde mit Panthenol-Augensalbe® (Jenapharm) vorgebeugt. Nach Gewichts- und Temperaturkontrolle wurden der linke Hinterlauf, Bauch und Rücken mit einer Schermaschine rasiert. Die Ratte wurde in Rechtsseitenlage auf einer Wärmeplatte gelagert, der linke Hinterlauf bis zur Höhe des Mittelbauchs mit Braunoderm® desinfiziert und steril abgedeckt.

Operationsablauf, Übersicht

Nach der Hautinzision folgte die Präparation des linken Femurs. Anschließend wurden vier Kirschnerdrähte (KD 1 – 4) in den Knochen eingedreht und der Fixateur-Querbalken montiert. Darauf wurde die Osteotomie mit der in die Bohrwelle eingespannten Trennscheibe durchgeführt. Der Fixateur wurde falls erforderlich abgeschraubt und die Kauterisation vorgenommen. Abschließend wurde der Fixateur externe wieder angebracht und ein Wundverschluss durchgeführt.

Detaillierte Operationstechnik

Die Haut wurde lateral über dem zu tastenden Os femoris in einer Länge von etwa 4 cm von kurz proximal des Knies bis zum Trochanter major inzidiert und das linke Os femoris durch die Membrana intermuscularia zwischen Flexorenloge (Musculus vastus lateralis) und Extensorenloge (Musculus biceps femoris) frei präpariert (Abb. 10). Zur Orientierung wurde der Fixateurbalken eingepasst und seine spätere Position ermittelt. Darauf wurde der Pinkanal des distalsten Kirschnerdrahtes (KD4) durch die laterale Kortikalis vorgebohrt (Bohrer 0,9 mm eingespannt in Minibohrmaschine, 16 000 Ů/min, Feinbohrschleifer FBS 240/E, Proxxon Micromat System, Niersbach). Dabei wurde das Os femoris manuell fixiert und auf lotrechtes Bohren in Bezug auf die Knochenachse geachtet. In das Loch wurde der KD4 (1,25 mm Durchmesser, 10 mm Gewinde selbstschneidend, 50 mm Länge) mit einem Handbohrfutter eingedreht.

Der Fixateurbalken wurde als Schablone verwendet. Der proximale Pinkanal wurde vorgebohrt und der KD1 lotrecht eingedreht. Es folgten die Bohrungen der Pinkanäle 2 und 3 und das Eindrehen von KD2 und 3 parallel zu den bereits montierten KDs (Abb. 10: Operationsansicht I).

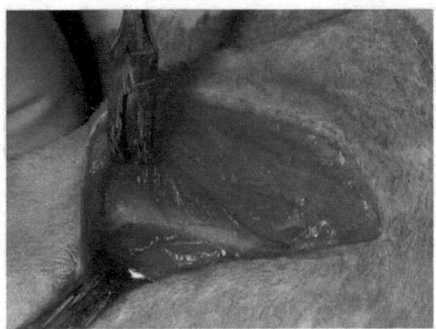 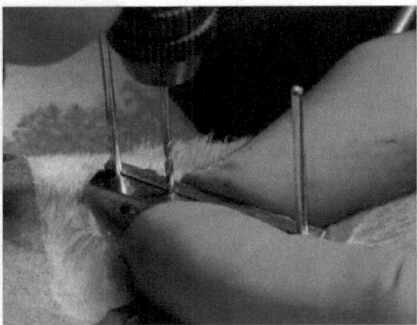

Abb. 10: Operationsansicht I
Links: Nach Präparation ist das linke Os femoris dargestellt.
Rechts: Die Pins werden nach Vorbohren mit Hilfe des Fixateurbalkens als Schablone eingebracht.

In einem etwa 5 mm breiten Bereich zwischen KD2 und 3 wurde der Knochen von Weichteilen freipräpariert. Zur besseren Stabilisierung während der Osteotomie wurde ein zweiter Fixateurbalken unter den ersten geschraubt. Die Weichteile wurden mit Zweizehenhaken abgehalten. Die Stelle der Osteotomie wurde mit einer Schablone

mittig zwischen KD2 und 3 festgelegt und das Os femoris mit einer Diamanttrennscheibe von 0,4 mm Dicke durchtrennt (Abb. 11).
Jetzt wurde der Abstand zwischen Knochen und Fixateurbalken von 2 Fixateurbreiten ermittelt (10 mm) und der untere der beiden montierten Fixateure auf dieser Höhe befestigt. Dabei blieb der obere Fixateur fest montiert, um die korrekte Stellung der Knochenfragmente zueinander zu gewährleisten. War der untere Fixateur in der richtigen Position festgeschraubt, wurde der Obere demontiert und die Kirschnerdrähte so kurz wie möglich oberhalb des Fixateurbalkens abgekniffen (Abb. 11).

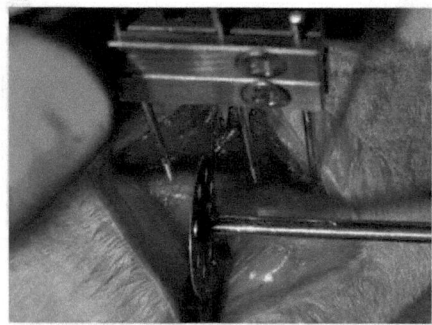 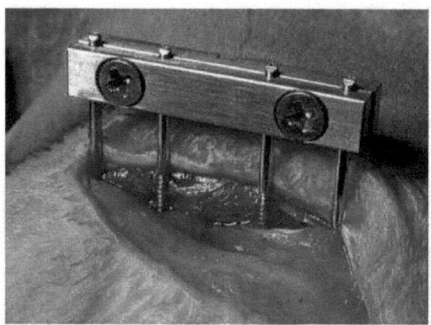

Abb. 11: Operationsansicht II
Links: Der Knochen wird mit einer Trennscheibe osteotomiert.
Rechts: Abschließende Montage des Fixateurs.

Die Operation der Kontrollgruppe war damit abgeschlossen. Bei den Tieren der Versuchsgruppen 2 - 4 wurde nun zum Schaffen der avitalen Situation der Fixateur abgenommen und das Knochenmark aus der Markhöhle mit einer feinen Pinzette entfernt (Abb. 12). Nach gründlichem Spülen des Operationsfeldes wurde das Periosts 2 mm proximal und distal des Osteotomiespaltes mit einem elektrischen monopolaren Kauter thermisch zerstört (Abb. 12). Die Erdung erfolgte am Hinterlauf, um einen Stromfluss durch den gesamten Tierkörper zu vermeiden.

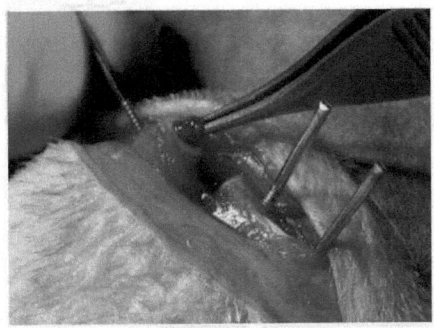 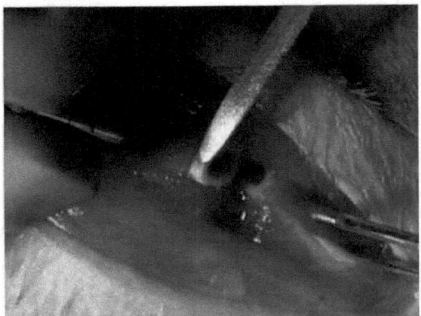

Abb. 12: Operationsansicht III
Links: Entfernen des Knochenmarks mit einer feinen Pinzette
Rechts: Kauterisation des Periosts

Anschließend wurde der Fixateur externe unter Beachtung der exakten Stellung des Os femoris wieder angebracht, die exakt abgekniffenen Enden der KDs dienten dabei als Orientierungshilfe.

Der Wundverschluss erfolgte durch eine fortlaufende Muskelnaht mit geflochtenem resorbierbarem Nahtmaterial (Vicryl® 7-0, Ethicon) und durch Einzelknopfnaht der Haut mit monofilem, nichtresorbierbarem Nahtmaterial (Prolene® 3-0, Ethicon). Zur Kontrolle und Dokumentation des Operationsergebnisses, insbesondere der korrekten Reposition, folgten Röntgenaufnahmen des linken Hinterlaufs in drei Ebenen (52 KV, 1,8 mAs im Abstand von 60 cm auf konventionelle Röntgenfilme, AGFA Cronex® 5). Zwei Aufnahmen wurden in 45°, die Dritte a.p. in 90° zum Fixateur angefertigt. Gekennzeichnet wurden die Filme mit Tiernummer und Datum.

Der gesamte Eingriff dauerte inklusive Vorbereitung im Mittel 70 min mit Kauterisation und 60 min ohne. Die Schnitt – Nahtzeit betrug 25 bzw. 35 min. Unter Rotlichtbestrahlung zur Vermeidung einer Hypothermie erlangte das Tier innerhalb der nächsten halben Stunde das Bewusstsein.

3.6. Transplantation

Die Transplantation von autologen mesenchymalen Stammzellen bzw. Osteoprogenitor Zellen wurde 48 h nach der Osteotomie mit Kauterisation und Montage des Fixateur externes in den Gruppen 2 und 3 vorgenommen. Zur Transplantation wurde eine Inhalationsnarkose wie unter 3.4 beschrieben durchgeführt.

Zunächst wurden die Zellen nach Erreichen der erforderlichen Zahl von 2 Millionen geerntet. Dazu wurden die Kulturflaschen zweimal mit PBS-Lösung gewaschen und die Zellen wie in 3.4 beschrieben mit Trypsin abgelöst. Im Anschluss wurde die Zellsuspension zentrifugiert (400 g, 10 min) und der Überstand bis auf etwa 0,5 ml verworfen. Nach einer weiteren Zentrifugationn (400 g, 1 min) wurde der Überstand bis auf etwa 100-150 µl verworfen. Das Zellkonzentrat wurde in einer 1 ml Spritze aufgezogen. Die auf die Zellen wirkenden Scherkräfte innerhalb der Kanüle sowohl beim Aufziehen als auch beim Injizieren wurden durch vorsichtiges Arbeiten minimiert. Mittels einer 24 G Kanüle wurde der Osteotomiespalt aufgesucht und das Zellkonzentrat perkutan in den fühlbaren Spalt injiziert. Die Tiere der Pseudarthrosegruppe erhielten 100-150 µl Expansionsmedium.

3.7. Nachsorge

Die Tiere wurden täglich beobachtet und einmal wöchentlich untersucht, bei einer Standzeit von 56 Tagen ergaben sich so 7 Untersuchungen. Zunächst wurde die Funktion des linken Hinterlaufs evaluiert und pathologische Verhaltensänderungen wie allgemeine Minderung der Aktivität, struppiges Fell oder fehlende Nahrungs- oder Wasseraufnahme ausgeschlossen. Nach Gewichtskontrolle wurde eine kurze Narkose durchgeführt. Die Temperatur wurde rektal kontrolliert und die Wundverhältnisse dokumentiert. Zur Wundpflege wurde mit alkoholischer Lösung sprühdesinfiziert. Mit einer Pinzette wurden, falls vorhanden, Krusten und Exsudate entfernt. Die Fixateurkomponenten wurden mit einem mit Wasserstoffperoxid getränkten Wattestäbchen gereinigt. Abschließend wurden Röntgenbilder des linken Hinterlaufs angefertigt.

3.8. Präparatgewinnung

Zum Untersuchungszeitpunkt 56 Tage post OP wurden die Versuchstiere getötet. Nach einer letzten Gewichtskontrolle erfolgte in tiefer Inhalationsnarkose die intrakardiale Injektion von etwa 5 ml Kaliumchlorid-Lösung (1 molar). Wenige Sekunden später traten Herz- und Atemstillstand ein. Als weitere Zeichen des Kreislaufstillstands konnten die deutliche Abblassung der Retinae beobachtet werden. Nach sicherem Eintritt des Todes wurden beide Ossa femoralia freipräpariert. Dazu wurde zunächst die Haut über dem osteotomierten Oberschenkel mit einem Skalpell inzidiert und abgezogen. Das Kniegelenk wurde exartikuliert und die Oberschenkelmuskeln mit einer Präparierschere femurnahe nach proximal bis zum Hüftgelenk aufgeschnitten. Nach Exartikulieren im Hüftgelenk wurde der Knochen entnommen. Es folgte die Präparation der Gegenseite. Unter Belassung eines Weichteilmantels im Bereich des zu testenden Abschnitts wurden die Weichteile mit der Präparierschere vom Knochen gelöst. Die Präparation der Kalli erforderte besondere Sorgfalt, um eine Zerstörung des (weichen) Kallus zu verhindern. Anschließend wurde der Fixateurbalken am linken Femur entfernt und die Kirschnerdrähte wurden mittels eines Seitenschneiders im Abstand von etwa 3 mm vom Knochen abgekniffen.

In das Os femoris der rechten, intakten Seite wurden zur Standardisierung ebenfalls zwei Kirschnerdrähte eingebracht, analog den beiden osteotomienahen KDs 2 und 3. Der Abstand betrug wie auf der linken Seite 10 mm. Die Pinlöcher wurden mit einem 0,9 mm Bohrer vorgebohrt, die Drähte eingebracht und ebenfalls im Abstand von 3 mm abgekniffen. Die Präparate wurden in einer mit isotoner NaCl-Lösung getränkten Kompresse bis zur Testung aufbewahrt, um eine Austrocknung zu verhindern.

3.9. Auswertung der radiologischen Ergebnisse

Die Röntgenaufnahmen im Anschluss an die Operation und in wöchentlichen Abständen dienten der Kontrolle des Heilungsverlaufs sowie dem Ausschluss zusätzlicher Frakturen oder Implantatversagen. Die post mortem Röntgenaufnahmen wurden auf Zeichen periostalen Kallus, endostalen Kallus sowie Mineralisation im Markraum, Überbrückung des Osteotomiespalts und Aspekt des Osteotomiespalts hin deskriptiv beurteilt.

3.10. Biomechanische Testung

Im Anschluss an die Präparation wurden osteotomiertes und gegenseitiges intaktes Femur in Plastiktöpfe eingebettet. Die Proben wurden in eine Torsionstestmaschine für Kleintierknochen eingespannt und in der Materialprüfmaschine (Zwick 1455) getestet (Schmidmaier et al. 2004).

Einbettung

Die Ossa femoralia wurden an den Kondylen in einem Stativ eingespannt, um zunächst das proximale Ende einzubetten. Der Knochen wurde mit einem Winkel (Orion DIN875/1) lotrecht und mit Hilfe einer Visiervorrichung zentriert ausgerichtet. Im Anschluss erfolgte die exakte Einstellung der Einbetttiefe in die Gussform, so dass die osteotomienahen Pinlöcher gerade mit eingebettet wurden, um ein „Abrutschen" des Knochens in der Einbettmasse zu vermeiden. Zur exakten Einbettung der Knochen wurde eine Visierhilfe entwickelt. Sie besteht aus 2 senkrecht aufeinander stehenden durchsichtigen Plexiglasscheiben (3 cm x 1,5 cm x 0,5 cm). In der Mitte der beiden Scheiben ist eine senkrechte Linie eingeschliffen. Zur Ausrichtung des Knochens visiert man über diese Linien. Die 3 rotierbaren Ebenen des Stativs erlauben eine senkrechte und waagerechte Einstellung des eingespannten Knochens.

Zur Einbettung der Knochen wurde der Zwei-Komponenten-Kunststoff Technovit 3040 (Heraeus Kulzer) verwendet. Nach Vorlegen der flüssigen Phase in einen Plastikbecher wurde die feste, pulverige Komponente mit einem Stab eingerührt, bis die Mischung fadenartig vom Rührstab tropfte. Um ein Aufquellen der Einbettmasse während der Aushärtung zu vermeiden, musste eine möglichst feste Mischung angefertigt und der Einschluss von Luftblasen vermieden werden. Die Masse wurde mit einer 20 ml Spritze langsam bis zum oberen Rand in die Form gefüllt. Nach etwa 15 min war der Kunststoff ausgehärtet und der Knochen am distalen Ende durch die Masse in der Einbettform eingebettet. Zur Überprüfung der Festigkeit konnte der Rest im Mischbecher kontrolliert werden. Während des Einbettens und Aushärtens wurde das freie Ende des Os femoris ständig mit 0,9% NaCl-Lösung feucht gehalten, um eine Austrocknung des Knochens und des Kallus zu verhindern. Anschließend wurde die distale Seite des Femurs eingebettet. Nach Lösen aus der Einspannvorrichtung und einer 180° Drehung wurde die den Knochen bereits fixierende Gussform in das Stativ eingespannt. Das freiliegende distale Ende des Femurs wurde in eine zweite Einbettform eingelassen, bis der Abstand zwischen den beiden Einbettformen standardisierte 8 mm maß, was dem Abstand zwischen den eingebetteten osteotomienahen Pins entsprach. So befand sich die Osteotomie exakt in der Mitte des zu testenden freiliegenden Abschnitts der Diaphyse. Die Einbettung der distalen Seite erfolgte wie auf der Gegenseite. Der Knochen mit dem noch freiliegenden Weichteilmantel wurde bis zur Messung mit einer mit NaCl 0,9% getränkten Kompresse feucht gehalten.

Testung

Die Testung erfolgte mit der Prüfmaschine Zwick 1445. In der in Abb. 13 dargestellten Testmaschine für Kleintierknochen wurde der in die Formen (1) eingebettete Knochen eingespannt, so dass seine Längsachse der Rotationsachse entsprach. Belastet wurde der Knochen mit einer axialen Vorlast (6) von 5 N, damit ein gleichmäßiger Druck in allen Bereichen auf den Knochen wirkte. So wurden die bei torsionalen Testungen auftretenden Zugbelastungen, die aus der Längenänderung (Verkürzung) resultieren, minimiert. Über einen Hebelarm (White et al.), der in Ausgangsstellung von 45° mittels eines Winkels gebracht wurde, wurde die lineare Bewegung der Materialprüfmaschine (Kopman et al.) in eine Drehbewegung umgewandelt. Das erzeugte Torsionsmoment wurde durch eine 30 N Messzelle (5) am aufliegenden Hebelarm der Gegenseite gemessen.

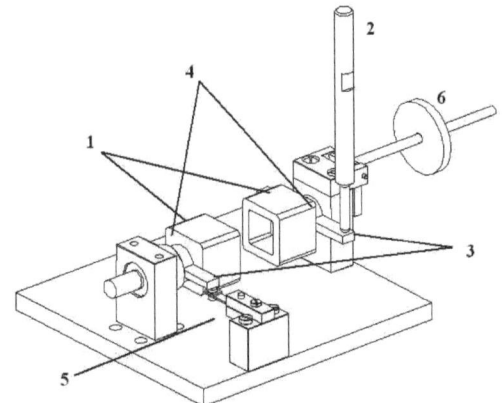

Abb. 13: Torsionstestmaschine für Kleintierknochen
1 Einbettformen zur Fixierung des Knochen, 2 Dorn mit linearem Vorschub durch die Materialprüfmaschine Zwick 1445, 3 Hebelarme zur Kraftübertragung auf die Rotationsachse, 4 Nadellager in den Lagerböcken zur Verminderung der Reibung, 5 Messaufnehmer zur Drehmomentmessung, 6 Hebel für die axiale Vorlast von 5 N; nach (Schmidmaier et al. 2004)

Die Prüfmaschine wurde auf kontinuierlichen Vorschub von 2 mm/min eingestellt. Die gemessenen Daten wurden über einen Messkraftverstärker (MGC; HBM, Darmstadt) in einen PC eingelesen. Die Software Catman 2.1® (HBM, Darmstadt) nahm die Messdaten in Intervallen von 0,3 s auf und berechnete aus der aufgebrachten Kraft und dem wirksamen Hebelarm (30 mm) das Torsionsmoment. Die gemessenen Daten (Zeit, Masse, Kraft und Drehmoment) wurden mit Catman als ASCII– Datei gespeichert. Die so gewonnenen Rohdaten wurden in eine Exceltabelle überführt und weiter verarbeitet. Aus den Daten wurde ein Diagramm erstellt, aus dem das maximale Torsionsmoment bei Versagen und über die Steigung die Torsionssteifigkeit bestimmt wurde. Unter den beschriebenen standardisierten Bedingungen wurden das linke osteotomierte und das rechte unversehrte Os femoris getestet. Die Messwerte der frakturierten Seite wurden auf die der gesunden Seite bezogen und so verglichen.

3.11. Testung der in vitro Eigenschaften des Fixateurs

Um die mechanischen Eigenschaften des Fixateurs zu untersuchen, wurden in vitro Testungen durchgeführt. Dabei wurde zunächst die Torsionssteifigkeit des unter 3.5 beschriebenen Konstrukts getestet. In einen freipräparierten Femurknochen einer Ratte wurden vier K-Drähte eingebracht, der Fixateurbalken angeschraubt und der Knochen osteotomiert. Darauf wurde das Konstrukt an beiden Enden wie oben beschrieben eingebettet und nicht destruktiv in der Torsionsmaschine getestet.

In einem zweiten Versuch wurden die Torsionssteifigkeit und die axiale Steifigkeit des Konstrukts in einem Druckversuch getestet. Die Fixateurpins wurden dazu in einen Bambusstab (Durchmesser 6 mm, Länge 60 mm) eingedreht, der analog zum Osteotomiespalt durchtrennt wurde. Die Breite des Spalts betrug 2 mm. Nach Montage des Fixateurbalkens im Abstand von 10 mm erfolgten die Testungen in der Zwick Materialprüfmaschine. Es wurden jeweils drei Testzyklen in vier Versuchen durchgeführt. Außerdem wurde die axiale Steifigkeit mit einem Metalldummie getestet.

3.12. Auswertung der Testergebnisse

Zur Auswertung wurden die Rohdaten in Excel (Microsoft®) bearbeitet. Es wurden das Drehmoment und die Steifigkeit ermittelt. Die Ergebnisse der osteotomierten Seite wurden auf die Ergebnisse der jeweils gesunden gesunden Seite bezogen. Dargestellt werden die absoluten und die relativen Werte bezogen auf die intakte Gegenseite.

Zunächst wurden die vier Messgrößen Zeit, Kraft, Masse und Drehmoment in Excel tabellarisch dargestellt. Die beim Anlaufen der Maschine gemessenen Werte wurden als Setzungsartefakte interpretiert und bis zu einem kontinuierlichen Kraftanstieg verworfen, welcher den eigentlichen Beginn der Testung anzeigte. Dieser Zeitpunkt wurde als der Messpunkt Null festgelegt. Das Ende der Testung nach Versagen wurde anhand des Abfalls des Drehmoments festgestellt. Der Torsionsumfang in Winkelgrad ergab sich aus dem linearen Vorschub der Prüfmaschine auf den Hebelarm. Das tatsächliche Drehmoment wurde aus den Messwerten minus der Ausgangswerte am Nullpunkt errechnet. Im Anschluss wurde das Drehmoment [Nmm] bezogen auf den Winkel [°] als Graph dargestellt. Die Steigung der Kurve entsprach der

Torsionssteifigkeit des Knochens, die Berechnung der Tangente erfolgte über ein Steigungsdreieck.

3.13. Statistische Auswertung

Mittelwert, Standardabweichung und Median der Werte innerhalb der Versuchsgruppen wurden bestimmt und tabellarisch dargestellt. Mit Hilfe von Boxplots konnten die Werte graphisch dargestellt und verglichen werden (Abb. 14).

       *   Extremwerte: Fälle mit Werten, die über 3 Boxlängen vom oberen oder unteren Rand der Box entfernt sind.

       o   Ausreißer: Fälle mit Werten, die zwischen 1,5 und 3 Boxlängen vom oberen oder unteren Rand der Box entfernt sind.

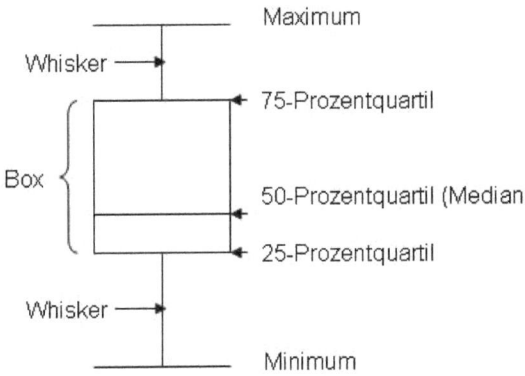

Abb. 14: Darstellung eines Boxplots
mit freundlicher Genehmigung Dr. med. vet. H. Schell

Die Werte der einzelnen Versuchsgruppen werden auf signifikante Unterschiede hin untersucht. Zur Auswertung wird SPSS (SPSS Inc.) verwendet. Die statistische Auswertung erfolgt mit dem U-Test von Mann und Whitney. Als Signifikanzniveau wird $p<0,05$ festgelegt. Der U-Test von Mann und Whitney zählt zu den Lagetesten und stellt die Alternative zum t-Test für zwei unverbundene Stichproben dar. Mit ihm werden zwei Mediane miteinander verglichen, die Nullhypothese lautet: $H_0: \mu_1 = \mu_2$. Symmetrie oder gar Normalverteilung werden dabei nicht vorausgesetzt. Rangsummentests, unter ihnen der U-Test, tendieren zur Beibehaltung der Nullhypothese und werden daher auch als konservativ bezeichnet.

4. Ergebnisse

4.1. Verlaufsparameter

Es zeigten sich im Versuchsverlauf kein Implantatversagen und keine Infektionen im Bereich des Implantats. Das Körpergewicht der Versuchstiere ist in Tabelle 2 zu drei Zeitpunkten am Tag der Osteotomie, am 14. Tag sowie am 56. Tag dargestellt.

Tabelle 2: Körpergewichte der Versuchstiere

		Tag 0 [g]	Tag 14 [g]	Tag 56 [g]
Kontrolle	Median	440	453	493
	Minimum - Maximum	410-460	383-458	423-549
Pseudarthrose	Median	450	449	473
	Minimum - Maximum	437 - 458	421 - 468	455 - 488
MSC Gruppe	Median	450	448	467
	Minimum - Maximum	423 - 460	420 - 458	440 - 495
OPC Gruppe	Median	458	485	551
	Minimum - Maximum	437 - 460	476 - 515	492 - 608

Das Gewicht der Tiere war zu Versuchsbeginn zwischen den einzelnen Versuchsgruppen nicht signifikant verschieden. Signifikante Unterschiede gab es zwischen der Versuchsgruppe mit osteogenen Zellen und allen drei anderen Versuchsgruppen am 14. und am 56. Tag (Tabelle 3).

Tabelle 3: Vergleich der Körpergewichte zwischen den Versuchgruppen, p- Werte
(U-Test von Mann und Whitney, jeweils Tag 1, Tag 14, Tag 56, p<0,05 schattiert)

	Kontrolle			Pseudarthrose			MSC Gruppe		
Zeitpunkt	0	14	56	0	14	56	0	14	56
OPC Gruppe	0,10	<0,01	0,02	0,39	<0,01	<0,01	0,48	<0,01	<0,01
MSC Gruppe	0,41	0,88	0,13	0,93	0,61	0,53			
Pseudarthrose	0,28	0,95	0,23						

Ergebnisse

Im Versuchsverlauf kam es zur Gewichtszunahme der Tiere (Tabelle 4). In den ersten 14 Tagen zeigten lediglich die mit osteogenen Zellen behandelten Tiere eine signifikante Gewichtszunahme (p=0,03). Bis zum 56. Tag nahm das Körpergewicht der Versuchstiere in allen Gruppen signifikant zu.

Tabelle 4: Vergleich des Körpergewichts innerhalb der Versuchsgruppen, p-Werte
(Wilcoxon Test, p<0,05 schattiert)

	Tag 0 vs Tag 14	Tag 14 vs Tag 56	Tag 0 vs Tag 56
Kontrollgruppe	0,75	0,027	0,04
Pseudarthrosegruppe	0,25	0,012	0,03
Gruppe mit mesenchymalen Zellen	0,34	0,018	0,03
Gruppe mit osteogenen Zellen	0,03	0,028	0,03

4.2. Deskriptive radiologische Ergebnisse

Die intraoperativ angefertigten Röntgenaufnahmen sicherten die korrekte Implantatlage (Abb. 15, links). Dargestellt ist das Femur, das am proximalen Ende im Hüftgelenk mit dem Beckenknochen artikuliert und distal zusammen mit der Tibia das Kniegelenk bildet. Die vier in den Knochen eingedrehten und in den Fixateur externe eingespannten K-Drähte zeichnen sich als röntgendichte Strukturen ab. Der Osteotomiespalt ist als Aufhellung zwischen den mittleren KDs zu erkennen. Die Knochenränder sind scharf begrenzt, die Breite des Spalts beträgt etwa 0,5 mm.

Die Aufnahmen der Kontrollgruppe lassen 56 Tage post operationem deutlichen Kallus erkennen (Abb. 15, rechts). Er erstreckt sich über den Bereich der Osteotomie sowie über den ganzen Knochen. Der Osteotomiespalt ist vollständig überbrückt und nicht mehr klar abgrenzbar. Dies lässt auf eine Konsolidierung schließen. Der Kallus zeigt eine Dicke von 0,5 – 1 mm oberhalb des Niveaus der Kortikalis. Im Bereich der Eintrittsstellen der Fixateur-Pins ist vermehrt Kallus zu erkennen.

Ergebnisse

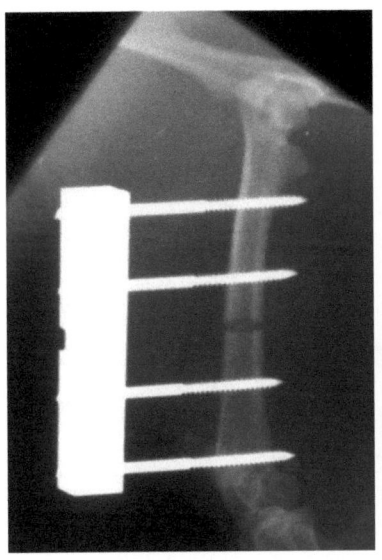 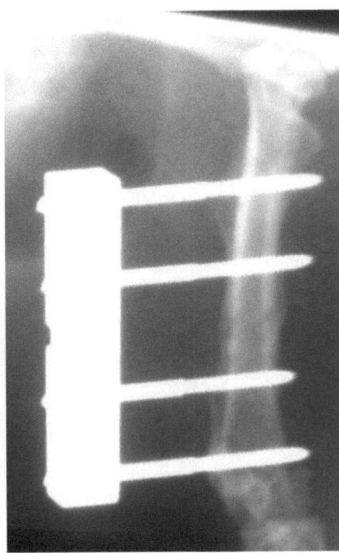

Abb. 15: Röntgenbilder der Kontrollgruppe
links: intraoperativ, rechts: 56 Tage post operativ

Das Röntgenbild in der Pseudarthrosegruppe zeigt 56 Tage nach der Operation keine Kallusbildung im Bereich der Osteotomie (Abb. 16, links). Ein dünner Kallussaum ist im Bereich der Pineintrittsstellen in den Knochen zu erkennen. Zur Osteotomie hin flacht er sich ab und endet. Die Knochenenden im Bereich der Osteotomie sind nicht mehr scharf berandet, der Osteotomispalt erscheint mit etwa 1 mm Breite im Vergleich zum postoperativen Aspekt verbreitert. 80% der Röntgenaufnahmen zeigen resorbierte Fragmentenden.

Die Aufnahmen aus der mit nativen mesenchymalen pluripotenten Zellen behandelten Versuchsgruppe zeigen stärkere interindividuelle Unterschiede als die übrigen Gruppen. Auf der repräsentativen Aufnahme ist deutlich Kallusbildung zu erkennen (Abb. 16, Mitte). Der Osteotomiespalt ist zwar monokortikal überbrückt, aber noch deutlich sichtbar. An den KDs 2 und 4 zeigt sich ein starker Kallus von etwa 2 mm. Am KD 2, der minimal von der angestrebten Pinachse divergiert, zeigt sich eine Aufhellung. Diese könnte als Lyse interpretiert werden.

Die Röntgenaufnahme aus der mit osteogen differenzierten Zellen behandelten Versuchsgruppe zeigt Kallusbildung im Bereich der Osteotomie sowie im Bereich des übrigen Knochens mit Akzentuierung des KDs 4 (Abb. 16, rechts). Der Osteotomiespalt ist abgrenzbar, erscheint aber durch Kallusformation verschattet. Die Breite des Spalts hat im Vergleich zum postoperativen Zustand abgenommen. In wenigen Fällen zeigten sich Lysen im Bereich des Pin-Knochen-Interface (KD 2 in Abb. 16, Mitte).

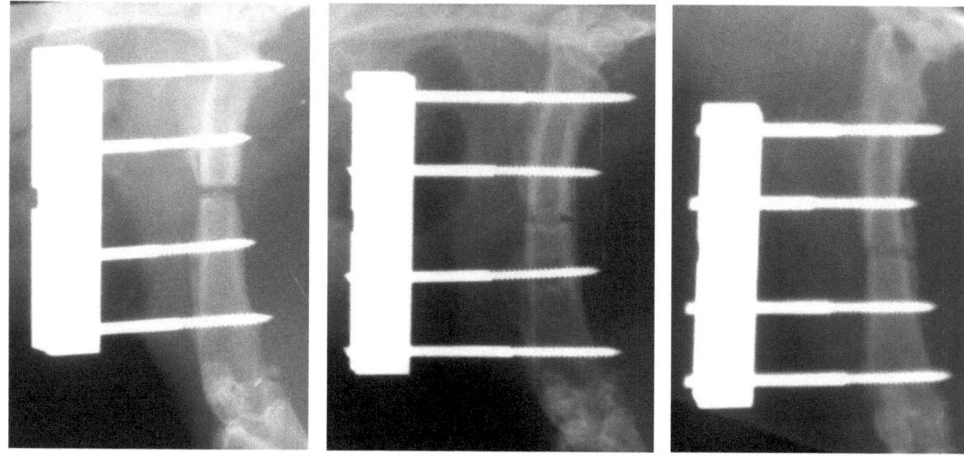

Abb. 16: Röntgenbilder der Versuchsgruppen
56 Tage post operativ, von links nach rechts: Pseudarthrose, MSC, OST

4.3. Biomechanik

4.3.1. Graphische Darstellung der Testungen

Verhalten des intakten Femurs

Abb. 17 zeigt das biomechanische Verhalten 8 intakter Oberschenkelknochen der Kontrollgruppe. Die Testung erfolgte 8 Wochen post OP. Es zeigt sich bei allen Proben ein annähernd linearer Anstieg bis zum Versagen der Probe bei Werten um 400 Nmm. Der durchlaufene Winkel liegt in allen Fällen unter 25°.

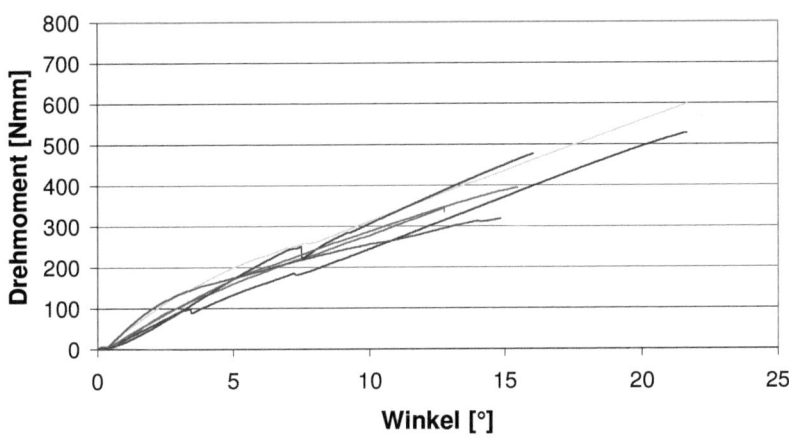

Abb. 17: Verhalten des kontralateralen Femurs
Testkurven von acht intakten Knochen

Ergebnisse

Verhalten des osteotomierten Femurs

Abb. 18 zeigt das Verhalten von 8 osteotomierten Femora der Kontrollgruppe 8 Wochen post OP. Es zeigt sich eine vollständige Wiederherstellung der mechanischen Kompetenz des Knochens mit linearem Anstieg aller Messkurven bis zum Versagenspunkt um 600 Nmm. Der durchlaufene Winkel liegt in allen Fällen unter 20°. Der Bruchspalt nach Testung war inspektorisch nicht mehr dem Osteotomiespalt zuzuordnen.

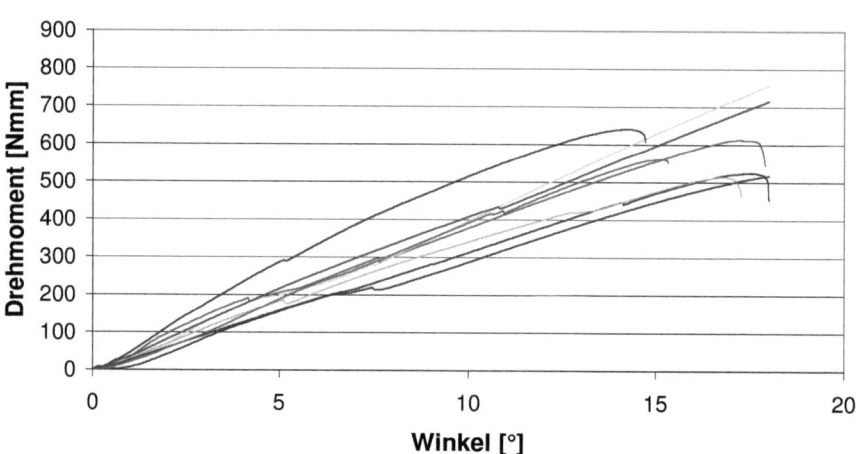

Abb. 18: Verhalten der Kontrollguppe
Testkurven von acht Knochen mit physiologischer Heilung

Verhalten der Pseudarthrosegruppe

In der Pseudarthrosegruppe, die lediglich eine Injektion von Expansionsmedium erhielt, zeigte sich ein flacherer Anstieg der Kurven (Abb. 19), in mindestens sechs Fällen wird über einen Winkel von über 50° bei etwa 30 Nmm kein klarer Versagenspunkt erreicht.

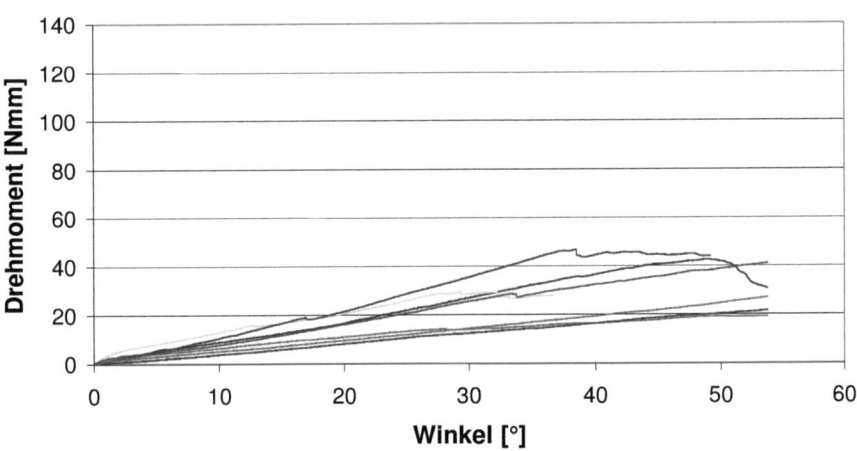

Abb. 19: Verhalten der Pseudarthrosegruppe
Testkurven von acht Knochen

Ergebnisse

Verhalten der Behandlungsgruppe mit nativen MSCs

In der Gruppe, die eine Injektion von 2 Mio. MSCs erhielt, zeigen die Messkurven der Knochen einen sehr unterschiedlichen Verlauf verglichen mit den relativ kohärenten Kurven der Pseudarthrosegruppe. Auffällig ist auch der relativ steilere Anstieg der Kurven mit Erreichen höherer Werte des maximalen Torsinsmoments bis 100 Nmm. Der durchlaufene Winkel liegt in allen Fällen über 50°.

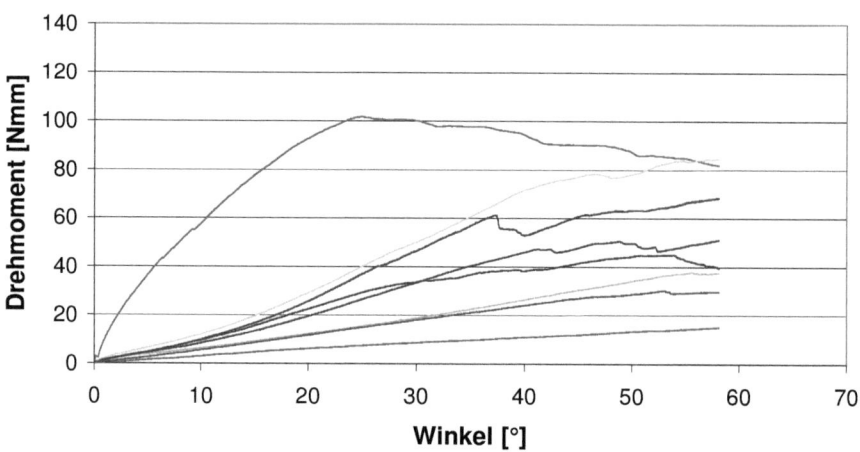

Abb. 20: Verhalten der Behandlungsgruppe mit nativen MSCs
Testkurven von acht Knochen

Verhalten der Versuchsgruppe mit osteogen differenzierten Zellen

In der OPC Gruppe finden sich ähnlich wie in MSC Gruppe relativ ungleichförmige Messkurven (Abb. 21). Bei der Messung zweier Knochen finden sich im Gegensatz zur Pseudarthrosegruppe und zur MSC Gruppe klare Versagenspunkte (Pfeile in Abb. 21). Die Probe mit dem höchsten gemessenen Drehmoment in den Gruppen mit kauterisiertem Periost findet sich in der OPC Gruppe. Daneben ergeben sich im unteren Bereich auch Testungen mit Werten wie bei der Pseudarthrosegruppe. Der durchlaufene Winkel liegt in allen Fällen ohne klare Versagenspunkte über 50°.

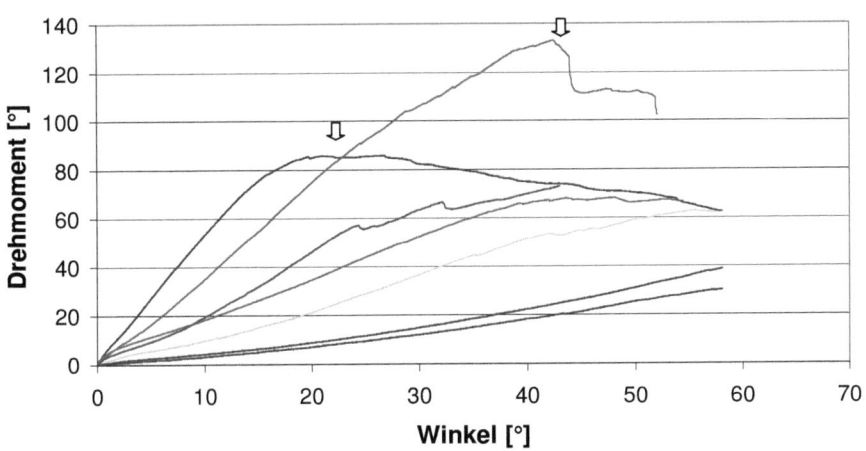

Abb. 21: Verhalten der Versuchsgruppe mit osteogen differenzierten Zellen
Testkurven von acht Knochen

4.3.2. Maximales Torsionsmoment

Das Ermitteln des maximalen Torsionsmoments war lediglich für die Kontrollgruppe mit physiologischer Knochenheilung sinnvoll, da in den übrigen Gruppen keine eindeutigen Versagenspunkte auftraten. Eine Ausnahme stellen zwei klare Versagensmomente innerhalb der Behandlungsgruppe mit osteogen differenzierten Zellen dar. Sie betragen 133,2 Nmm und 85,7 Nmm (Pfeile in Abb. 21). Die Lagemaße sind in Tabelle 5 dargestellt und als Boxplot graphisch gezeigt (Abb. 22). Es zeigt sich mit p= 0,05 kein signifikanter Unterschied zwischen osteotomiertem und kontralateralem intaktem

Knochen der Kontrollgruppe. Die Torsionsmomente bei Versagen der Kontrollgruppe zeigen eine Tendenz zu höheren Werten gegenüber der intakten Gegenseite.

Tabelle 5: Lagemaße des maximalen Torsionsmoments [Nmm]

	Intakter Knochen	Kontrollgruppe mit physiologischer Knochenheilung
Mittelwert	464,0	624,6
Median	436,2	586,8
25. Perzentil	357,2	520,1
75. Perzentil	562,4	761,6

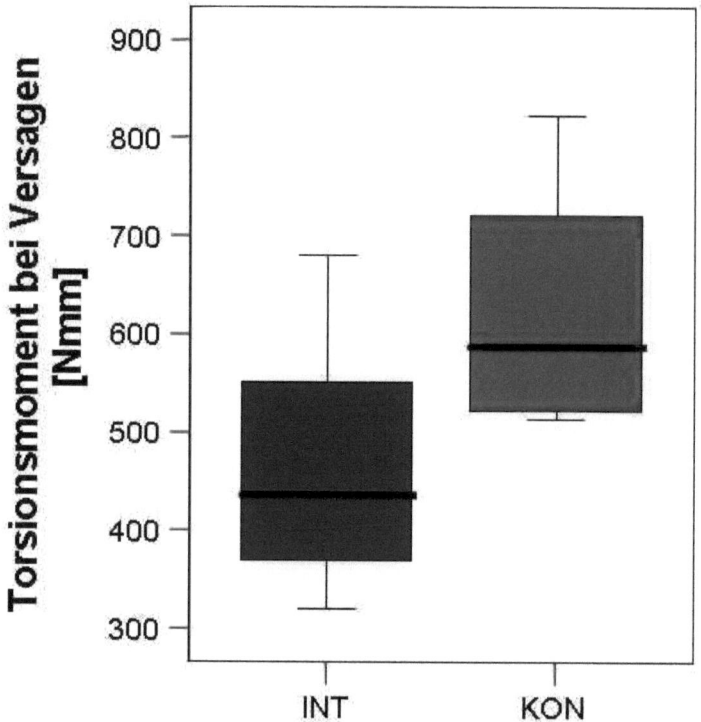

Abb. 22: Maximales Torsionsmoment bei Versagen
Intakte Seite im Vergleich zur Kontrollgruppe

4.3.3. Torsionssteifigkeit

Ergebnisse nach 2 Wochen

Die Knochen von 2 Tieren aus der Kontrollgruppe und 2 Tieren der Versuchsgruppe wurden 14 Tage nach Osteotomie getestet. Ein Torsionsmoment bei Versagen konnte nicht ermittelt werden, da sich der Kallus noch als zu weich darstellte. Als Torsionssteifigkeit wurden für die Kontrollgruppe Werte von 2,22 Nmm/° und 3,79 Nmm/° ermittelt. Dies entsprach 9,8 % bzw. 13,8 % der jeweiligen intakten Gegenseite. In der mit osteogenen Zellen behandelten Pseudarthrosegruppe ergaben sich Werte von 0,36 Nmm/° und 0,92 Nmm/°, entsprechend 2,5 % und 9,6 % der Gegenseite.

Ergebnisse nach 8 Wochen

Beim Vergleich der Torsionssteifigkeit der Knochen der Kontrollgruppe mit physiologischer Knochenheilung mit den intakten Knochen der Gegenseite zeigt sich kein signifikanter Unterschied (p=0,574). Die Lagemaße der Torsionssteifigkeit der Versuchsgruppen sind in Tabelle 6 dargestellt.

Tabelle 6: Lagemaße der Torsionssteifigkeit [Nmm/°]

	Kontrolle	Pseudarthrose	Mesenchymale Zellen	Osteogene Zellen
Mittelwert	39,0	0,69	1,77	2,20
Median	38,1	0,68	1,37	1,69
25. Perzentil	32,6	0,47	0,57	0,85
75. Perzentil	45,9	0,96	2,13	3,49

Darüber hinaus zeigt Abb. 23 die graphische Darstellung der Torsionssteifigkeit im Boxplot. Die Werte der Kontrollgruppe liegen deutlich über denen der anderen Versuchsgruppen. Zum besseren Vergleich sind die Boxplots der Pseudarthrosegruppe sowie die der beiden Therapiegruppen in Abb. 24 vergrößert dargestellt.

Ergebnisse

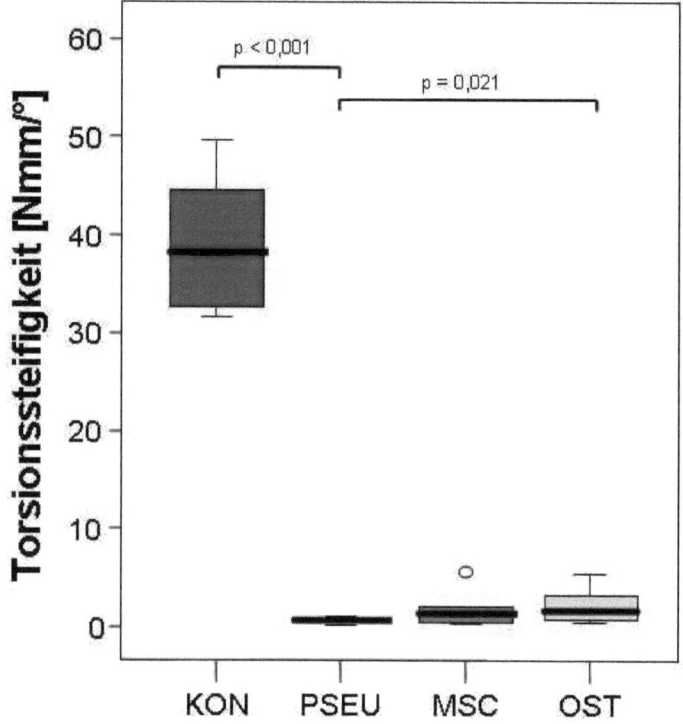

Abb. 23: Torsionssteifigkeit der Versuchsgruppen nach 8 Wochen
(KON: Kontrolle, physiologische Heilung, PSEU: Pseudarthrose, MSC: mit nativen pluripotenten Zellen behandelte Pseudarthrose, OST: mit osteogen differenzierten Zellen behandelte Pseudarthrose)

Zwischen Kontrollgruppe und Pseudarthrosegruppe zeigt sich ein hoch signifikanter Unterschied (p<0,001). Die mit nativen pluripotenten Zellen behandelte Gruppe MSC zeigt im Vergleich mit der Pseudarthrosegruppe PSEU keinen signifikanten Unterschied, allerdings ist eine Tendenz zu erhöhter Steifigkeit in der Gruppe MSC zu erkennen (p=0,083). Die Steifigkeit der Knochen der mit osteogen differenzierten Zellen versorgten Gruppe OST ist signifikant größer als die der Pseudarthrosegruppe (p=0,021). In Bezug auf die Torsionssteifigkeit lassen sich zwischen den beiden Behandlungsgruppen keine Unterschiede nachweisen (p=0,505).

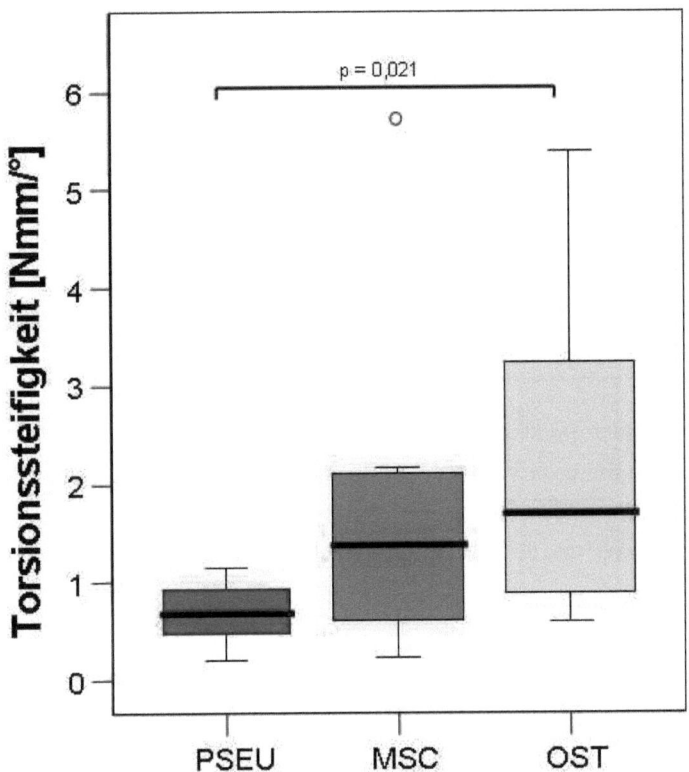

Abb. 24: Torsionssteifigkeit der Versuchsgruppen nach 8 Wochen
(PSEU: Pseudarthrose, MSC: mit nativen pluripotenten Zellen behandelte Pseudarthrose, OST: mit osteogen differenzierten Zellen behandelte Pseudarthrose)

Ergebnisse

Neben den Absolutwerten wurden die relativen Werte der Torsionssteifigkeiten bezogen auf den intakten Knochen der Gegenseite ermittelt. Tabelle 7 zeigt die Lagemaße.

Tabelle 7: Lagemaße der Verhältnisse der Torsionssteifigkeiten [%]
(osteotomierter Knochen zur intakten Gegenseite)

	Kontrolle	Pseudarthrose	Mesenchymale Zellen	Osteogene Zellen
Mittelwert	117	2,1	6,0	12,9
Median	118	1,8	3,5	9,6
25. Perzentil	84	1,2	1,5	4,1
75. Perzentil	141	3,2	6,0	24,5

Abb. 25 zeigt die graphische Darstellung der Torsionssteifigkeit im Boxplot. Die Werte der Kontrollgruppe liegen wie beim Vergleich der Absolutwerte deutlich über denen der anderen Versuchsgruppen. Zum besseren Vergleich sind die Boxplots der Pseudarthrosegruppe sowie die der beiden Therapiegruppen in Abb. 26 wiederum vergrößert dargestellt.

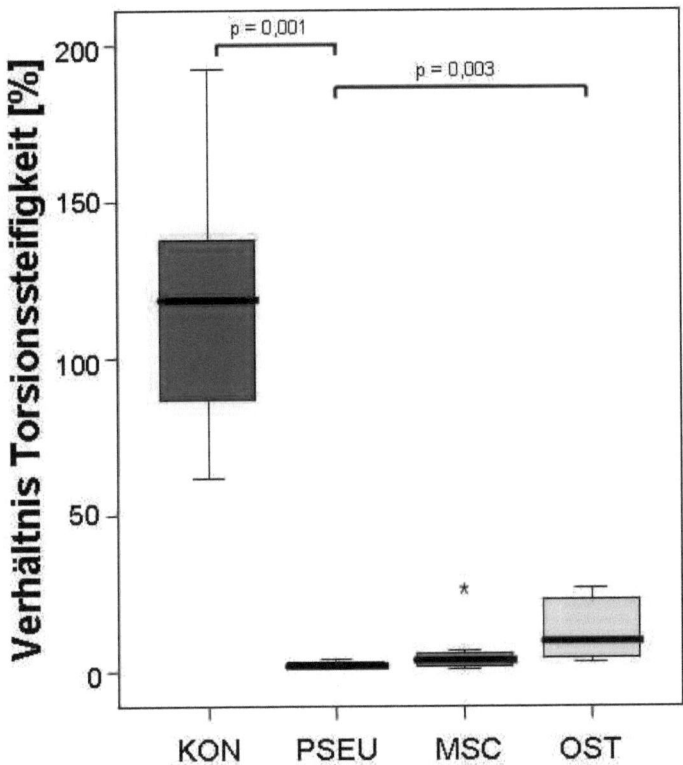

Abb. 25: Verhältnis der Torsionssteifigkeit der Versuchsgruppen nach 8 Wochen (osteotomierter Knochen zur intakten Gegenseite, KON: Kontrolle mit physiologischer Heilung, PSEU: Pseudarthrose, MSC: mit nativen pluripotenten Zellen behandelte Pseudarthrose, OST: mit osteogen differenzierten Zellen behandelte Pseudarthrose)

Ergebnisse

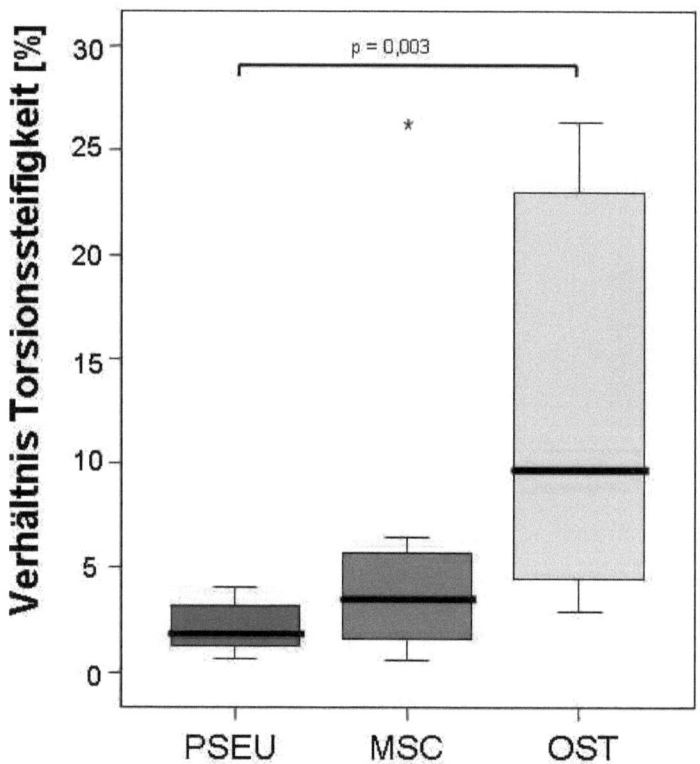

Abb. 26: Verhältnis der Torsionssteifigkeit der Versuchsgruppen nach 8 Wochen (osteotomierter Knochen zur intakten Gegenseite, PSEU: Pseudarthrose, MSC: mit nativen pluripotenten Zellen behandelte Pseudarthrose, OST: mit osteogen differenzierten Zellen behandelte Pseudarthrose)

Die relativen Werte verhalten sich verglichen mit den Absolutwerten ähnlich. Zwischen Kontrollgruppe und Pseudarthrosegruppe zeigt sich auch hier ein hoch signifikanter Unterschied (p=0,001). Die mit nativen pluripotenten Zellen behandelte Gruppe MSC zeigt im Vergleich mit der Pseudarthrosegruppe PSEU keinen signifikanten Unterschied (p=0,172). Die relative Steifigkeit der Knochen der mit osteogen differenzierten Zellen versorgten Gruppe OST ist signifikant größer als die der Pseudarthrosegruppe (p=0,003). Zwischen den beiden Behandlungsgruppen lassen sich in Bezug auf die Torsionssteifigkeit keine statistisch signifikanten Unterschiede nachweisen (p=0,074).

4.3.4. Testung des Systems in vitro

Neben den in situ Experimenten wurden die mechanischen in vitro Eigenschaften des Fixateur externes untersucht. Die Torsionssteifigkeit des Fixateur externe – Knochen – Konstrukts betrug 3,0 ± 0,1 Nmm/°. Die Testung des Systems mit Holzstab ergab eine Torsionssteifigkeit von 7.8 ±1.7 Nmm/° und eine axiale Steifigkeit von 34.3 ± 6.0 N/mm.

5. Diskussion

5.1. Diskussion von Material und Methoden

5.1.1. Das Tiermodell - die Ratte

Untersuchungen zur Knochenheilung sind in vitro nicht für jede Fragestellung adäquat möglich. Die dreidimensionale Struktur der Vorgänge und ihr Ablauf sowie die Komplexität der Mechanismen und der Anzahl unterschiedlicher Faktoren lassen sich nur im Tiermodell nachzuvollziehen. In der Tierversuchskunde lassen sich Kleintiermodelle von Großtiermodellen unterscheiden. Die Fragestellung des Experiments bedingt dabei die Auswahl. Grundsätzlich sind Tiere mit möglichst niedrigen sensorischen Funktionen vorzuziehen (Tierschutzgesetz 1998). Faktoren wie das Handling der Versuchstiere, die Haltung und die damit mögliche Anzahl der Versuchstiere sowie die Kosten spielen ebenfalls eine wesentliche Rolle bei der Entscheidung.

Die Ratte als Kleintier ist in der Tierversuchskunde beliebt und wird in der experimentellen Traumatologie häufig verwendet. Im Genus Rattus finden sich über 50 Spezies, wobei es sich bei den in der biomedizinischen Forschung verwendeten Tieren um die Spezies Rattus norvegicus handelt, die braune oder norwegische Ratte (Parker 1990). Weiterhin finden sich auch innerhalb der Spezies Unterschiede zwischen Rassen bzw. Subspezies. Sprague Dawley Ratte (SDR) und Wistar Ratte (WR) sind häufig verwendete Rattenrassen (Young et al.). Die unterschiedliche Femuranatomie der beiden Rassen ergibt unterschiedliche biomechanische Eigenschaften der Knochen, die beim Vergleich von Studien mit verschiedenen Rattenrassen diskutiert werden müssen (Jager et al. 2005a).

Die Übertragung von Erkenntnissen aus Tiermodellen auf den Menschen ist nicht direkt möglich, es finden sich zwischen den Spezies große Unterschiede. Insbesondere zwischen Ratte und Mensch gibt es große Differenzen in Knochenhistologie, Metabolismus und Heilungsgeschwindigkeit (Aerssens et al. 1998). Allein auch die unterschiedliche Größe und die damit verbundenen Unterschiede in Anatomie und Biomechanik sind groß.

Die Größe der Ratte stellt für bestimmte Eingriffe das untere Limit dar, verglichen etwa mit der Maus. Zwar existieren Frakturmodelle etwa am Mausfemur mit einer 3-Punkt-

Biege-Fraktur und intramedullärer Nagelung und sogar Versorgungen mit Fixateur externe (Cheung et al. 2003; Connolly et al. 2003a, 2003b; Holstein et al. 2007), allerdings ist die Standardisierung der Modelle schwierig und bei Versuchen sind große Anzahlen von Versuchstieren nötig, sowohl aufgrund hoher Ausfallraten als auch zum Nachweis statistisch signifikanter Ergebnisse. Je kleiner die Dimensionen, desto anfälliger sind sie für Ungenauigkeiten und desto schwieriger ist die intraoperative Montage. Der Vorteil der Mausmodelle liegt in der Möglichkeit der genetischen Manipulation, die bei Ratten kaum etabliert ist.

Ratten zeigen ein lebenslanges Skelettwachstum im Gegensatz zu vielen anderen Säugetieren. Die Geschlechtsreife setzt mit etwa 8 Wochen ein, ältere Ratten zeigen ein langsameres Skelettwachstum als junge Ratten. Das biologische Alter bestimmt im Allgemeinen wesentliche Charakteristika der Knochenheilung. Bei juvenilen Tieren verläuft diese wesentlich schneller und unkomplizierter als bei Adulten. So zeigte Ekeland den Unterschied in der Heilungsgeschwindigkeit in jungen und alten Wistar-Ratten, der bei einer Fraktur des Os femoris ohne Osteosynthese zwischen 4 Wochen bei jungen Tieren (23 Tage, Median des Gewichts 53 g) und 12 Wochen bei alten Tieren (100 Tage, Median des Gewichts 341 g) liegt (Ekeland et al. 1982). Ein Modell zur Untersuchung atropher Pseudarthrosen ist im adulten Tier sinnvoll, da die Knochenheilung hier eher ausbleibt oder verzögert abläuft. Die im Experiment verwendeten SDR sind 16 – 20 Wochen alt, zwischen 410 und 460 g schwer und damit erwachsen. Zu Beginn des Experiments zeigten sich bezogen auf das Körpergewicht keine signifikanten Unterschiede zwischen den Versuchsgruppen. Im postoperativen Verlauf kam es in allen Versuchsgruppen zu einer signifikanten Gewichtszunahme, die auf die eingeschränkte Beweglichkeit bei Fütterung ad libitum zurückzuführen sein könnte.

Die Ratte ist für Fragestellungen im Bereich der experimentellen Unfallchirurgie gut geeignet, da sie die Vorteile einer unkomplizierten Haltung bei ausreichender Größe und Vergleichsmöglichkeit mit anderen Studien bietet.

5.1.2. Osteotomie und Fixateur externe

Die AO-Kriterien der Knochenbehandlung wurden auf das vorliegende Modell übertragen und nach Möglichkeit angewendet. Die exakte Reposition der Fragmentenden wurde durch Anlage des Fixateurs vor der Osteotomie gewährleistet. Dadurch wurde allerdings die interfragmentäre Kompression verhindert. Eine Entlastung der betroffenen Extremität erfolgte im Anschluss an die Operation nicht. Während des Eingriffs wurde das Os femoris lateralseitig komplett freipräpariert. Daraus resultierte ein nicht unerheblicher Weichteilschaden. Anders als in der Klinik erfolgte die Montage des externen Fixateurs vor der Osteotomie, was zu einer besseren Standardisierung führt. Die Osteotomie unterscheidet sich grundsätzlich von einer Fraktur. So wird die Knochenoberfläche im Osteotomiespalt durch die Trennscheibe glatt geschliffen und erhöhte Temperaturen mit Nekrose der angrenzenden Strukturen sind möglich. Dagegen ist die Bruchlinie in einem Frakturspalt eher unregelmäßig, die Oberflächenstruktur ist rau. Am ehesten vergleichbar mit der Osteotomie ist ein glatter Querbruch ohne zusätzliche Fragmente. Die Osteotomie wurde einer Fraktur vorgezogen, da sie technisch leichter zu realisieren und besser standardisierbar ist. Daneben wurden durch die Montage des externen Fixateurs im Bereich der Pinlöcher Sollbruchstellen im Knochen geschaffen. Der Fixateurbalken aus Metall ist röntgendicht, was Röntgenaufnahmen in der m.l.-Ebene erschwert und Computertomographie im Bereich der Fraktur unmöglich macht. Alternativ könnte ein Balken aus Karbon oder anderen röntgendurchlässigen Materialien verwendet werden. Diese Alternative wäre allerdings teurer, das Material spröder und die Haftreibung am Pin ist für Metall stärker.

Der Fixateur externe ist eine sowohl in der Humanmedizin als auch in der Veterinärmedizin gebräuchliche Osteosynthesemethode. Als Vater der modernen externen Fixation gilt Gabriel A. Ilisarow, der ein Baukastensystem für einen Ringfixateur entwickelte. Dies geschah mit Augenmerk auf das biologische Verhalten der Knochenheilung, da der Fixateur externe gegenüber anderen Osteosyntheseverfahren sehr gewebeschonend ist (Broos und Sermon 2004). Die Versorgung mit einem Fixateur externe ist aber auch komplikationsträchtig. Lysen der Fixateurpins durch Belastung des Pin-Knochen Interfaces führen zur Lockerung des Implantats und zur Dislokation der Knochenfragmente (Pettine et al. 1993). In dieser Situation ist das Risiko von Pinkanalinfektionen erhöht. Dabei sind Weichteilinfektionen von Knocheninfektionen abzugrenzen. Eine Beschichtung der Pins kann das Risiko bakterieller Infektionen vermindern (Smith et al. 2006). Brüche der Fixateurpins treten bevorzugt an Übergängen vom eingespannten bzw. eingedrehten Pin zum freien Pin oder am Übergang von Gewinde zum glatten Draht auf. An diesen Stellen treten erhöhte Belastungen im Material auf, die zum Versagen führen können (Palmer et al. 1992). Stetige Belastung führt dabei zum Ermüdungsbruch, eine einmalige zum Versagen führende Belastungsspitze führt dagegen zum Gewaltbruch. Die unterschiedlichen Formen des Versagens lassen sich mit einer mikroskopischen Oberflächenuntersuchung der Bruchzone differenzieren. Trotz dieser Komplikationsmöglichkeiten beweist ein Bericht über das ungeplante Tragen eines Fixateur externes über zehn Jahre dessen bemerkenswerte Stabilität und Verträglichkeit (Zacherl et al. 2006).

Die mechanischen Eigenschaften des Fixateurs müssen im Verbund mit dem Knochen beurteilt werden und hängen von vielen Variablen ab. So beeinflussen sie das biologische Milieu der Fraktur wesentlich (Goodship et al. 1993). Die Gewichtsverteilung zwischen Knochensäule und Implantat hat einen wesentlichen Einfluss. Aber auch Konstruktionsmerkmale wie Zahl und Größe der Pins, das strukturelle Design der Pins, ihre Position und ihr Winkel zum Knochen sowie die Rahmenkonstruktion des Fixateurs beeinflussen die Eigenschaften (Palmer et al. 1992). In einer Studie eines unilateralen Fixateurs am Rattenfemur wurde der Einfluss von Konstruktionsmerkmalen auf die mechanischen Eigenschaften untersucht (Mark et al. 2003). 1.2 mm Pins zeigten gegenüber 1 mm Pins signifikant weniger Pinbrüche (65% bei 1 mm, keiner bei 1,2 mm) und boten etwa 50 % mehr Steifigkeit. Die Lockerung eines Pins verursachte eine Reduktion der Steifigkeit von etwa 50 % in axialer Richtung. Der Abstand des Fixateurs vom Knochen zeigte einen linearen Einfluss auf die axiale Steifigkeit. Wenn sich die Fragmentenden berührten, zeigte sich eine zehnfach erhöhte axiale Steifigkeit im Vergleich zum Vorhandensein eines Frakturspalts.

Das vorgelegte Modell zeigt in vitro standardisierte biomechanische Eigenschaften mit Abweichungen von ± 5 %. Harrison zeigte in einer in vitro Testing eines ähnlichen Konstrukts Abweichungen von ± 16 % (Harrison et al. 2003). So können die Ergebnisse als gut reproduzierbar bewertet werden. Die Wahl der Pinstärke von 1,25 mm ist entsprechend der Ergebnisse von (Mark et al. 2003) angemessen, es trat kein Implantatversagen auf. Das Modell erfordert eine streng senkrechte Einbringung der Drähte in den Knochen, wobei der Fixateurbalken als Bohrschablone diente. Auch geringe Ungenauigkeiten führten zu Lysen im Bereich des Pin-Knochen-Interfaces, die sind vermutlich spannungsinduziert sind. Generell zeigte sich im Bereich des Pin-Knochen Interfaces nach 56 Tagen vermehrt Kallus, der entweder auf einer stärkeren Bildung oder eines verminderten Abbaus an diesen Stellen beruht. Als Ursache kommen erhöhte mechanische Belastungen in diesen Bereichen in Frage. Fixateurmodelle in der Humanmedizin haben verstellbare Klammern, die die Winkel der Pins zum Querbalken ausgleichen und so Spannungen auf ein Minimum verringern. Die

Diskussion

maximale Bodenreaktionskraft in der Ratte beträgt etwa 50 % der Körpergewichtskraft (Clarke et al. 1997), was bei einer Ratte von 400-500 g Körpergewicht etwa 2 – 2,5 N ergibt. Demgegenüber steht die axiale Steifigkeit des Fixateur externes von 34.3 ± 6.0 N/mm. Würde die Kraft in axialer Richtung auf das Femur einwirken, ergäbe sich eine Stauchung des Osteotomiespalts von etwa 70 µm. Studien im Großtiermodell zeigten, dass eine Dehnung von 31 % des Fraktur- bzw. Ostetomiespalts ideale Heilungsbedingungen bietet (Claes et al. 1997). Im verwendeten Modell würde dies bei einem Osteotomiespalt von 0,5 – 1 mm eine axiale Bewegung von etwa 150 – 300 µm erfordern. Die Steifigkeit des Fixateurs ist somit relativ hoch und bietet vermutlich keine optimalen Bedingungen für die Knochenheilung im Sinne einer mechanischen Stimulation. Daher wäre eine geringere Implantatsteifigkeit für die Knochenheilung günstiger.

Alternativen zum Fixateur externe im Rattenfemur sind die retrograde Nagelung via Fossa intercondylaris (Schmidmaier et al. 2004) oder die anterograde Nagelung mit Kirschnerdraht via Fossa intertrochanterica (Jager et al. 2005b). Der Zugang bei der retrograden Nagelung macht die Eröffnung des Kniegelenks erforderlich und die starke Anteversion des Femurschafts birgt das Risiko einer kortikalen Perforation oder einer Fraktur. Daneben garantiert die unverriegelte Nagelung keine Rotationsstabilität. In einem weiteren Modell wurde eine Klammer zur Verriegelung eingebracht, die Ergebnisse erfordern allerdings vorsichtige Interpretation (Utvag et al. 1999). Diese Nachteile finden sich beim unilateralen Fixateur externe nicht. Ein wesentlicher Vorteil ist zudem auch, dass in der Osteotomiezone kein Implantat vorhanden ist. So sind Manipulationen bis hin zum Einsetzen von weiteren Implantaten im Bereich der Osteotomie möglich, oder wie in der vorliegenden Untersuchung die Injektion von Zellen.

5.1.3. Pseudarthrosemodell

Das entwickelte Pseudarthrosemodell basiert auf einem Modell mit intramedullärer Nagelung nach (Kokubu et al. 2003). In den Röntgenkontrollen nach 8 Wochen zeigten sich keine Kallusbildung und kein Anhaltspunkt für knöcherne Überbrückung. Die Wiederherstellung der biomechanischen Kompetenz blieb aus, im Osteotomispalt befand sich lediglich weiches Gewebe. Wie die Ergebnisse der biomechanischen Testung zeigten, ist das verwendete Pseudarthrosemodell zuverlässig und reproduzierbar. Mit der Kauterisation des osteotomienahen Periosts und der Entfernung des Knochenmarks mit anschließendem Spülen des Markraumes wurden zwei wesentliche Zellpopulationen zerstört, die der Knochenheilung dienen. Dies sind die Kambiumzellen des Periosts sowie die mesenchymalen Stammzellen des Knochenmarks. Die Vermutung, dass die Zerstörung lokaler pluripotenter Zellen ein wichtiger Faktor der Entstehung der Pseudarthrose sei, wurde bestätigt. Das Modell erscheint zur Untersuchung der kompromittierten Frakturheilung und deren Therapie geeignet.

Ein ähnliches Modell der verzögerten Knochenheilung etablierten (Park et al. 2002). Nach Spülen und Debridement der Frakturzone tibialer Osteotomien im Kaninchen kam es zur Entwicklung einer atrophen Pseudarthrose. In einem anderen Pseudarthrosemodell der Femurdiaphyse wurde nach Osteotomie und Plattenosteosynthese eine Silikonfolie um die Diaphyse gewickelt (Schmidhammer et al. 2006). Dabei wurde der Kontakt zu den umliegenden Weichteilen verhindert und die direkte Blutversorgung aus Gefäßen der Umgebung erheblich beeinträchtigt. Es ist nicht geklärt, inwieweit Zellen der umgebenden Weichteile, insbesondere des Muskels und des Bindegewebes zur lokalen Regeneration beitragen. So finden sich im Skelettmuskel verschiedene Populationen von Progenitorzellen, die der Regeneration von Blutgefässen dienen (Majka et al. 2003). Es erscheint möglich, dass diese auch die Potenz zur Regeneration mesenchymaler Gewebe besitzen (Shefer et al. 2004).

Abgesehen von einem geringen Osteotomiespalt von unter einem Millimeter gibt es im vorgelegten Modell keinen initialen Knochendefekt. Insofern unterscheidet sich die Operationstechnik von vielen anderen Pseudarthrosemodellen mit Untersuchung der Knochenheilung in Substanzdefekten kritischer Größe (critical size defects). Diese beziehen sich in erster Linie auf Defektpseudarthrosen, deren Ätiologie von der atropher Pseudarthrosen abweicht. Die Knochendefekte erlauben allerdings Studien zum Knochenersatz mit Einbringung eines die Regeneration förderlichen Konstrukts (Chu et al. 2007).

Neben dem Osteotomiespalt ist das (unerwünschte) Auftreten von Knochennekrosen durch thermische Destruktion während der Kauterisation denkbar. Die bei der Osteotomie entstehende Wärme wurde durch Spülen mit Wasser vermindert, eine Knochennekrose im Osteotomiebereich lässt sich nicht ausschließen.

Beim vorliegenden Modell handelt es sich um eine offene Osteotomie mit Freilegung des Knochens über einen weiten Bereich, was die Heilung vermutlich kompromittiert.

Der Eingriff stellt ein schweres Trauma mit ausgedehntem Weichteilschaden für die Versuchstiere dar.
Im vorliegenden Modell wurde keine Antibiotikaprophylaxe angewandt. Dabei traten keine perioperativen Infektionen auf. Die Hautnaht liegt direkt über der gespaltenen Muskelloge und dem Knochen. Sie schließt auch die Eintrittsstellen der Fixateurpins ein, was zu Reizungen und Wundheilungsstörungen führen kann. Andere in der Literatur beschriebene Operationstechniken für die Montage eines Fixateur externe verwenden einen Hautlappen, der nach Einbringung der Fixateurpins mit Stichinzisionen versehen wird und über die Pins und den Defekt gezogen wird (Cullinane et al. 2002). Dadurch liegt die Hautnaht versetzt, und Reizungen im Bereich der Pins werden reduziert.
Die anschließende Therapie besteht aus einer perkutanen Injektion einer Zellsuspension in den Frakturspalt. Ein Verbleiben der Suspension im Bereich des Frakturspaltes ist dabei anzunehmen, wie Versuche mit Injektion von Kontrastmittel und anschließender Röntgenkontrolle zeigten (Daten hier nicht präsentiert). Dabei handelt es sich um einen kleinen und eleganten Eingriff ohne große Belastung für das Versuchstier.

5.1.4. Zellen, Zellkultur und Transplantation

Die zur Zellkultur verwendeten Materialien entsprechen Standartprotokollen (Pittenger et al. 1999). Die Flaschenböden bieten den Zellen eine Oberfläche zum Anhaften. Das Wachstum und die Differenzierung der Zellkultur im Inkubator werden durch die Sauerstoff- und Kohlendioxid Spannung beeinflusst. Auch der pH-Wert beeinflusst das Zellwachstum. Bei saurem pH-Wert zeigt sich eine zwei bis dreifache Abnahme der Aktivität der alkalischen Phosphatase und der Kollagensynthese. Weitere wichtige Einflussfaktoren auf Wachstum und Differenzierung sind Zell-Matrixinteraktionen sowie Zell-Zell-Kontakte (Mauney et al. 2004). Das im osteogenen Medium enthaltene Dexamethason in Kombination mit Ascorbinsäure und Glycerolphosphat bedingt die Differenzierung der pluripotenten Zellen in Richtung der osteogenen Linie. Alternativ wäre eine Prägung mit Wachstumsfaktoren, etwa BMP-2 möglich. Diese ist allerdings sehr teuer und im Kontext des vorliegenden Experiments nicht erforderlich. Alternative Oberflächen zu Plastik bei der Kultur muriner MSCs können die Effektivität der Kultur erhöhen, etwa Fibrinmicrobeads. Dabei deutet sich auch ein häufigeres Vorkommen von MSCs im Knochenmark an als bisher vermutet (Rivkin et al. 2007). Die Applikation der Zellen mit einer Kanüle in den Frakturspalt garantiert nicht immer die optimale Platzierung der Zellen. Die Anzahl von 2 Millionen zu transplantierenden Zellen ist frei gewählt und könnte verändert werden. Auch der Zeitpunkt der Applikation 2 Tage nach Osteotomie könnte variiert werden. Im durchgeführten Experiment wurde die Behandlung der biologisch areaktiven Situation bereits vor Entwicklung einer manifesten Pseudarthrose eingeleitet. Die Ergebnisse deuten darauf hin, dass zu diesem Zeitpunkt zunächst eine biologisch areaktiven Situation vorliegt, die sich später zu einer Pseudarthrose entwickelt.

Das injizierte Transplantationsmedium bestand aus einer einfachen Zellsuspension. Es war flüssig und könnte durch andere geeignete Medien oder etwa Natriumchloridlösung substituiert werden. Das nach 48 h im Osteotomiespalt befindliche Hämatom bietet den transplantierten Zellen mit großer Wahrscheinlichkeit keine optimalen Bedingungen, wenn es nicht sogar toxisch ist (Street et al. 2000b). Vermutlich handelt es sich um ein saures Milieu mit geringer Sauerstoffspannung.

Das in der Zellkultur verwendete FBS könnte toxische oder allergische Reaktionen auslösen. Klinisch ergab sich darauf kein Anhalt auf derartige Komplikationen, das Serum könnte allerdings durch andere Medien ersetzt werden um toxische xenoge Bestandteile auszuschließen (Lange et al. 2007). Ein Kompromiss wäre die Verwendung des FBS bis wenige Tage vor der Transplantation mit Ersatz zu diesem Zeitpunkt. Die Verwendung autologer Zellen macht immunologische Reaktionen auf die transplantierten Zellen unwahrscheinlich. Die Methode erfordert allerdings einen erheblichen logistischen, organisatorischen und zeitlichen Aufwand. So ist die Osteotomie zeitlich an das Erreichen der erforderlichen individuellen Zellzahl gebunden. Alternative Transplantation heterologer Zellen in Betracht. Möglich wäre dies nur bei weitestgehender genetischer Gleichheit der Ratten durch Verwendung eines Inzuchtstammes, im vorliegenden Experiment handelt es sich um einen Auszucht-Stamm. Die Logistik würde sich vereinfachen, Zellen könnten eingefroren gelagert und bei Bedarf aufgetaut, expandiert und differenziert werden. Die Verwendung autologer Zellen simuliert dagegen eher die Situation der Anwendung am Menschen, die autologe Zellen erfordert und bei der möglichst auf xenogene Bestandteile verzichtet werden sollte. Daneben verläuft die Expansion humaner MSCs weniger als halb so schnell wie die muriner Zellen (Javazon et al. 2001).

Die Knochenmarksgewinnung zusammen mit der perkutanen Zelltransplantation ist wenig invasiv. Neoplasien wurden im Experiment nicht beobachtet und ihr Risiko scheint durch eine Transplantation von genetisch nicht modifizierten autologen Zellen nicht erhöht. Unerwünschte Wirkungen einer Zelltransplantation wurden im Experiment nicht beobachtet, ein Infektionsrisiko besteht allerdings wie bei jedem Eingriff.

5.1.5. Knochen und Werkstoffwissenschaft

Die Werkstoffwissenschaften tragen zum Verständnis der mechanischen Eigenschaften des biologischen Materials Knochen bei. Wesentlich für das biomechanische Verhalten des Knochens ist die Zusammensetzung der extrazellulären Matrix. Knochen kann als Zweikomponenten-Material beschrieben werden (Carter und Hayes 1977). Nach Entkalkung wird Knochen weich und biegsam, nach Entfernung des Kollagens wird er spröde und zerbrechlich. Die Form wird in beiden Fällen nicht beeinträchtigt. Vereinfacht lässt sich beschreiben, dass unter biomechanischer Belastung Zugkräfte durch die Kollagenfasern aufgefangen werden, einwirkende Druckkräfte dagegen durch die Mineralisierung. Betrachtet man die Materialeigenschaften, so lassen sich drei strukturelle Ebenen unterscheiden (Hayes und Carter 1979). Auf mikroskopischen Level stellt sich das Knochengewebe als mineralisiertes Osteoid dar. Die nächst höhere Ebene wird durch komplexe geometrische Anordnung des Gewebes diktiert, entweder in Form kortikalen oder trabekulären Knochens. Die dritte Ebene stellt der Knochen als geometrische Einheit dar.

Zunächst können die Eigenschaften des „Materials" Knochen an uniformen Knochenproben untersucht werden. Sie sind für Knochen aus verschiedenen Bereichen annähernd gleich. Betrachtet man das Verhalten eines Materials bei unterschiedlichen Belastungsrichtungen, so unterscheidet man zwischen isotropen und anisotropen Eigenschaften. Im ersten Falle ist die Verformung unabhängig von der Richtung der einwirkenden Kraft. Homogene, ideale Materialien zeigen solche Eigenschaften. Beispiele sind Metalle oder Salze mit regelmäßigen Gitterstrukturen. Amorphe Materialien, d.h. Materialien ohne geordnete Struktur, zeigen anisotrope Eigenschaften. Auch biologische Materialien zeigen oft anisotropes Verhalten. Die Bezeichnung anisotrop bezieht sich ursprünglich auf die Ultrastruktur im Bereich der molekularen Anordnung. Auf höheren Ebenen kommen dazu die Struktureigenschaften des Knochens determiniert durch mikroskopische und makroskopische Anatomie und Geometrie (Bilezikan et al. 2002). Abb. 27 verdeutlicht diese Eigenschaften. Dargestellt sind die Strukturen von zwei Ausschnitten aus der Kortikalis (a) und der Spongiosa (b) eines Femurs. Aus dem schematisch angedeuteten Aufbau wird deutlich, dass der

Knochen Unterschiede in Festigkeit und Steifigkeit in Abhängigkeit von der Richtung der einwirkenden Kräfte zeigt (L= longitudinal, T= tangential, R= radial). Die Röhrenkonstruktion der Knochen als höchste Strukturebene ermöglicht hohe Biegefestigkeit und optimale Funktionsanpassung bei gleichzeitiger Materialeinsparung und Leichtbauweise entsprechend dem „Strohhalmprinzip".

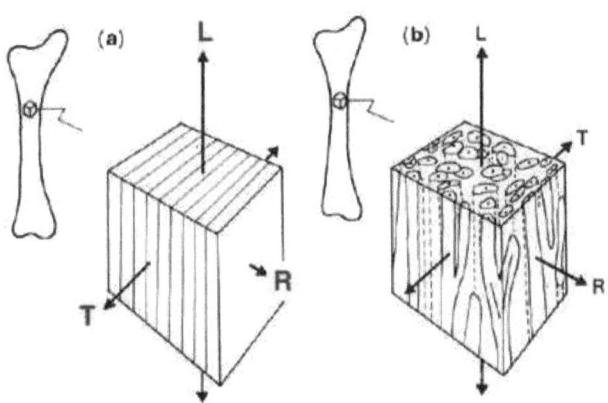

Abb. 27: Anisotropie des Knochens
Ausschnitte aus der Kortikalis (a) und der Spongiosa (b) eines Röhrenknochens mit schematisierter Struktur. Der gerichtete Aufbau bedingt Unterschiede in Festigkeit und Steifigkeit in Abhängigkeit von der Richtung der einwirkenden Kraft (L= longitudinal, T= tangential, R= radial), Bilezikan et al. 2002

Wirkt eine Kraft auf einen Körper, so erfährt dieser eine Beschleunigung und/oder wird verformt. Je nach Art der mechanischen Belastung ergeben sich verschiedene Verformungstypen
Abb. 28). Wirkt eine Kraft in der Achse des Knochens, führt sie zu Kompression, in entgegengesetzter Richtung wirken Zugkräfte. Kräfte, die nicht parallel zur Achse wirken, bewirken Scherung bzw. Gleitverformung. Daneben entstehen bei Belastung Biege- und Torsionsmomente (Palmer et al. 1992).

Diskussion

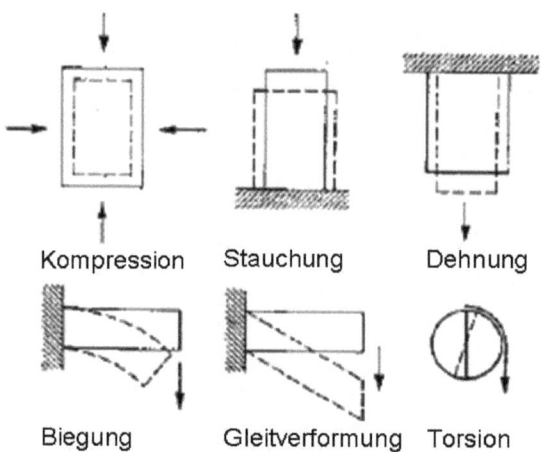

Abb. 28: Verformungsarten fester Körper
Die einwirkenden Kräfte sind durch Pfeile dargestellt. Die Verformungen sind gestrichelt gezeichnet. Das Volumen der Probe ändert sich lediglich bei Kompression.

Knochen ist ein erstaunlich stabiles Biomaterial und hält physiologischen Belastungen problemlos stand. Wichtige funktionelle Eigenschaften des Knochens sind dabei Festigkeit, Steifigkeit und Energieabsorption. Diese Materialeigenschaften erklären sich beim Betrachten eines Objektes unter Belastung. Eine definierte Last ruft eine messbare Verformung des Objekts hervor. Diese Betrachtung umfasst strukturelles Verhalten und reflektiert nicht nur das Material, sondern auch die Form und Geometrie der Probe. Um eine allgemeine, von den Dimensionen eines Objektes unabhängige Aussage über das Verhalten eines Werkstoffes unter Belastung zu treffen, müssen Last und Verformung auf die Dimensionen des Objekts bezogen werden (Abb. 29). In der experimentellen Mechanik oder Werkstoffwissenschaft wird dieser Zusammenhang zwischen Spannung (σ) und Dehnung (ε) getestet, wobei sich meist ein hochgradig nichtlinearer Spannungs-Verzerrungsverlauf ergibt. Bei der Materialprüfung können Zug- oder Druckversuche angewendet werden. Dabei ist $\sigma = F/A =$ Kraft/Fläche und $\varepsilon = \Delta L/L =$ Längenänderung/Ursprungslänge. Torsionsversuche wie im vorgelegten Experiment folgen demselben Prinzip.

Diskussion

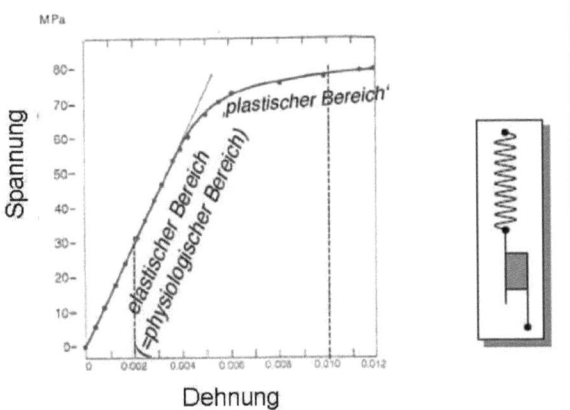

Abb. 29: Spannungs-Dehnungsdiagramm eines menschlichen Knochens
Der Verlauf der Spannungs-Dehnungkurve ist im Anfangsbereich linear und kennzeichnet den physiologischen Bereich der elastischen Verformung. Bei höheren Spannungen kommt es zur plastischen Verformung. (Fung, Biomechanics, 1995)

Mit entsprechenden Messeinrichtungen werden die Werte aufgezeichnet und als Graph dargestellt. Im Anfangsteil bis zur Spannung der Proportionalitätsgrenze ist diese Beziehung linear. Das Material zeigt hier linear-elastisches Verhalten, d.h. bei Entlastung kehrt die Probe wieder in den Ausgangszustand zurück. Ein Werkstoff zeigt linear elastisches Materialverhalten, wenn während eines beliebigen, geschlossenen Formänderungs-Zykluses keine mechanische Arbeit geleistet wird. Dieses Verhalten wird auch als einfaches Formgedächnis bezeichnet. Die Steigung der Kurve wird durch den Materialparameter E gekennzeichnet. Er ist für verschiedene Materialien kennzeichnend und wird als Elastizitätsmodul oder Youngs Modulus bezeichnet. Er ist ein Maß für die Steifigkeit eines Materials. Je steiler die Kurve, desto größer die Steifigkeit. Die Beziehung

$\sigma = E \varepsilon$

entspricht dem Materialgesetz oder Hookeschen Gesetz. Störgrößen wie etwa Temperaturänderungen, die ebenfalls zu Längenänderungen führen, sollen dabei vernachlässigt werden. Der Proportionalitätsgrenze oder Fließgrenze folgt ein (kurzer) Bereich nichtlinear-elastischen Verhaltens, dessen Ende der Versagenspunkt kennzeichnet. Überschreitet die Spannung die Fliessgrenze, kommt es zur plastischen Verformung, d.h., das Objekt bleibt nach Entlastung verformt. Es folgt ein Bereich plastischer Verformung, der als Fließen bezeichnet wird. Dabei nimmt die Dehnung bei konstanter Spannung zu. Diese Spannung wird als Fließgrenze bezeichnet. Hierbei zeigt das Material eine Eigenschaft, die als ideal plastisch bezeichnet wird. Im weiteren Verlauf kommt es zur Verfestigung der Probe bis zur Maximalspannung (Festigkeit). Wird die Last weiter erhöht, bricht das Objekt. Die Spannung in diesem Punkt wird als Bruchspannung bezeichnet.

Die Form der Spannungs-Dehnungkurve und die maximale Verzerrung erlauben eine Einstufung des Materials als spröde oder duktil (Abb. 30). Das Integral der Kurve im Bereich der elastischen Verformung wird als Resiliance bezeichnet und ist ein Maß für die zur Verformung aufgewendete Energie. Bei Entlastung wird sie wieder abgegeben. Wird die Energie nicht vollständig wieder abgegeben, sondern z.B. in Wärme umgewandelt, spricht man von Hysterese.

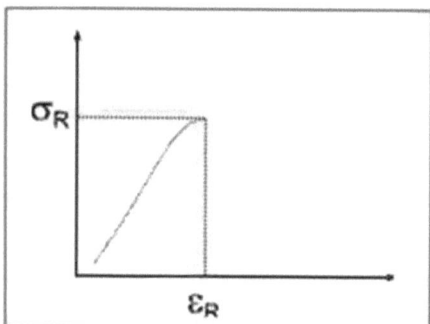 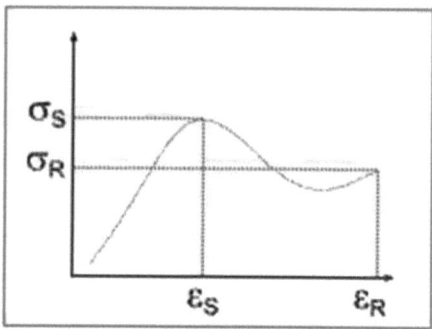

Abb. 30: Spannungs-Dehnungsdiagramme bei sprödem und duktilem Bruchverhalten
Linkes Diagramm: sprödes Materialverhalten. Nur geringe plastische Verformung ist möglich.
Rechtes Diagramm: duktiles Materialverhalten. Plastische Verformung findet über einen weiten Bereich statt. σ_S= Streckspannung, σ_R= Reißfestigkeit, ε_S= Streckdehnung, ε_R= Reißdehnung (ISO 527)

Das Integral der gesamten Kurve bis zum Versagenspunkt kennzeichnet die Energieabsorption der Probe. Ist die maximale Festigkeit eines duktilen Materials im Vergleich zu einem spröden Material geringer (was häufig der Fall ist), kann die Energieabsorption trotzdem höher sein, was auf die fortwährende Energieabsorption während der plastischen Verformung zurückzuführen ist. Gesunder Knochen zeigt duktile Eigenschaften. Beispiele für spröde Materialien sind Beton oder Knochen mit defekten organischen Bestandteilen. So stellt Osteogenesis imperfecta eine genetische Erkrankung mit Störung der Kollagensynthese dar. Daraus resultiert eine phänotypisch heterogene Minderung der Knochenstabilität bis hin zu „Glasknochen" (Maroteaux und Lamy 1965).

Ein weiterer Aspekt der Eigenschaften des Knochens wird durch seinen Wassergehalt geprägt. Er beträgt physiologischer Weise über 20 Vol. %, etwa 14 Vol. % kristallines Wasser und 10 Vol. % „Osteoid-Wasser" (Biltz und Pellegrino 1969). Hierdurch erklärt sich die Viskoelastizität des Knochens. Viskoelastische Materialien zeigen einen Materialfluss, wenn sie unter Spannung stehen. So zeigen sich abhängig von der Verzerrungsgeschwindigkeit unterschiedliche Elastizitätsmodule.

5.1.6. Biomechanische Testung

Die biomechanische Testung untersucht das wesentliche funktionelle Ergebnis der Knochenheilung, die Wiederherstellung der mechanischen Kompetenz. Sie bietet eine hohe Sensitivität und Spezifität. Die Standardabweichung der Messwerte innerhalb der Versuchsgruppen war relativ hoch und die Werte waren nicht normalverteilt. Um individuelle Unterschiede auszugleichen, wurden relative Werte berechnet.

5.2. Diskussion der Ergebnisse

5.2.1. Knochenheilung und Biomechanik

Die Wiederherstellung der mechanischen Kompetenz und der anatomischen Integrität des Knochens ist der erwünschte Endpunkt der Frakturheilung. Dabei ist das maximale Torsionsmoment ein geeignetes Maß zur Bestimmung der mechanischen Kompetenz langer Röhrenknochen (Netz et al. 1978) und wird in experimentellen Studien zur Frakturheilung oft als Messgröße verwendet. Allerdings reflektiert das Torsionsmoment nur einen Aspekt der Materialeigenschaft und wird durch die Torsionssteifigkeit wesentlich ergänzt. Dies wird bei Betrachtung des Frakturkallus deutlich. In den frühen Phasen besteht er hauptsächlich aus fibrösen und kartilaginösen Anteilen. Diese sind gummiartig und leicht verformbar. Das Kallusvolumen kann dabei groß sein und daher bei ausreichender Verformung hohen Torsionsmomenten standhalten, das maximale Torsionsmoment zeigt hohe Werte bei geringer Torsionssteifigkeit.

Biomechanisch ist eine Einteilung der Frakturheilung in vier Phasen möglich (White et al. 1977). Das Stadium I zeichnet sich durch Versagen in der Frakturzone aus. Dabei zeigt der Kallus geringe Steifigkeit und eine große Verformung. Im Stadium II tritt ebenfalls Versagen im Frakturspalt auf, allerdings nimmt die Steifigkeit zu und die Verformung bis zum Bruch ist merklich kleiner. Im Stadium III verläuft das Versagen teilweise durch die Frakturzone und schließt intakten Knochen mit ein. Die Steifigkeit entspricht der im Stadium II, das maximale Torsionsmoment liegt jedoch höher. Im Stadium IV verläuft die Versagenszone durch eine Region, die nicht der ursprünglichen Fraktur angehört. Steifigkeit und Energieabsorption sind größer als im Stadium III.

Soll diese Einteilung auf die vorliegenden Ergebnisse angewendet werden ist zu beachten, dass es sich beim durchgeführten Experiment um eine Osteotomie und keine Fraktur im eigentlichen Sinne handelt. Die Kontrollgruppe befindet sich im Stadium IV, mit einem maximalen Torsionsmoment, das dem der gesunden Gegenseite entspricht bzw. es sogar übersteigt. Relativ zum intakten kontralateralen Femur betragen das maximale Torsionsmoment bei Versagen (Median = 134,5 %, Interquartilenabstand = 145,6 – 135,4 %) sowie die Torsionssteifigkeit (Median 118 %, Interquartilenabstand 84 – 141 %) vergleichbare bzw. höhere Werte. Statistisch lässt sich kein signifikanter Unterschied nachweisen. Die Osteotomie erscheint radiologisch konsolidiert und die mechanische Kompetenz des Knochens ist wiederhergestellt. Bereits nach 14 Tagen zeigten die Tiere eine Heilungstendenz. Die Röntgenaufnahme der Kontrollgruppe nach 56 Tagen bestätigt diese Ergebnisse, zeigt aber relativ wenig Kallusbildung. Diese könnte mit einer geringen interfragmentären Bewegung bei hoher Steifigkeit des Implantat-Knochen-Konstrukts erklärt werden. Alternativ könnten abgelaufene Remodelingvorgänge den Kallus bereits verkleinert haben, worauf einzelne Röntgenbilder deuten.

Die Pseudarthrosegruppe ist, wenn überhaupt, dem Stadium I zuzuordnen. Ein maximales Torsionsmoment ist nicht bestimmbar. Die Torsionssteifigkeit ist relativ zum intakten Knochen niedrig (Median 1,8 %, Interquartilenabstand 1,2 – 3,2 %), der Kallus, bzw. das im Osteotomiespalt befindliche Gewebe ist weich. Es zerreißt eher kontinuierlich über einen Winkel von über 60°, als dass ein Versagenspunkt abzugrenzen ist. Radiologisch ist in der Pseudarthrosegruppe keine überrückte Kortikalis zu finden. 80% der Röntgenaufnahmen zeigen resorbierte Fragmentenden. Es findet sich vermehrt Kallus um die Fixateur-Pins, vermutlich als Reaktion auf eine geringere Steifigkeit des Fixateur-Knochen-Konstrukts. Diese Ergebnisse unterstreichen die wichtige Bedeutung des Periosts für die Frakturheilung.

Auch die MSC-Gruppe ist dem Stadium I zuzuordnen, mit einer geringen relativen Torsionssteifigkeit des Kallus (Median 3,5 %, Interquartilenabstand 1,5 – 6,0 %) und einer erheblichen Verformung von über 60°. Das Gewebe im Osteotomiespalt scheint eher zu reißen als zu brechen. Das Verhalten der Proben der OPC-Gruppe kann dagegen bereits dem Stadium II zugeordnet werden. Es treten im Gegensatz zu Pseudarthrose- und MSC-Gruppe bei zwei von acht Tieren klare Versagenspunkte auf. Die relative Torsionssteifigkeit zeigt signifikant höhere Werte (Median 9,6 %, Interquartilenabstand 4,1 – 24,5 %, p = 0,003). Insgesamt kommt es aber in keiner der drei Gruppen mit kauterisiertem Periost zur Wiederherstellung der biomechanischen Kompetenz nach 56 Tagen, der weitere Verlauf wäre von Interesse. Wesentliche Fortschritte bis hin zu einer möglichen Konsolidierung erscheinen unwahrscheinlich.

5.2.2. Zelltransplantation

Das Periost hat im Zusammenspiel mit dem Frakturhämatom wichtige Aufgaben bei der Frakturheilung (Grundnes und Reikeras 1993; Ozaki et al. 2000). Das Frakturhämatom hat osteogenes Potential (Mizuno et al. 1990). Anfangs ist es aber gleichzeitig toxisch, insbesondere für endotheliale und osteogene Zellen (Street et al. 2000b; Timlin et al. 2005). Durch intensives Spülen während und nach der Osteotomie ist das Frakturhämatom vermutlich vermindert und in seiner Zusammensetzung auch beim späteren Nachbluten verändert. Auch die Knochenmatrix der Knochenenden ist im Bereich der Osteotomie geschädigt.

Der folgende Entzündungsprozess ist ein Gleichgewicht zwischen Abbau und Regeneration der geschädigten Strukturen. Ein wichtiger Prozess der Regeneration ist das Rekrutieren mesenchymaler Zellen zur Verletzungsstelle (Devine et al. 2002). Die Rekrutierung und die Existenz dieser Zellen sind im vorgelegten Modell vermutlich stark beeinträchtigt. Durch die Transplantation mesenchymaler Zellen soll dieser Prozess angeregt und beschleunigt werden. Nach der Transplantation ist nicht gesichert, dass die Zellen am Zielort verbleiben und überleben. Die Zellen werden als Zellsuspension injiziert und müssen zum Anwachsen eine passende Nische finden (Gregory et al. 2005; Moore und Lemischka 2006; Scheres 2007). Auskunft über das Schicksal der injizierten Zellen und die Beschaffenheit des Gewebes innerhalb des Osteotomiespalts müssen Histologie und Immunhistologie geben. In einer Studie zeigte sich die Akkumulation von MSCs im Kallus nach systemischer Injektion (Shen et al. 2002). Die transplantierten Zellen sind weitgehend uniform. Andere Zelltypen, die potentiell Signale wie etwa Zell-Zell-Kontakte oder biologisch aktive Moleküle abgeben könnten, sind in der injizierten Suspension nicht vorhanden. Es ist denkbar, dass die nativen Zellen nach Transplantation aufgrund des Entzündungsreizes im Bereich der Osteotomie in Fibroblasten differenzieren, die osteogen geprägten Zellen durch ihre Differenzierung dagegen weniger anfällig sind. Auch die von den osteogen prädifferenzierten Zellen in vitro gebildete Matrix, die mit appliziert wird, könnte eine vorteilhafte Wirkung haben. Denkbar wäre eine erleichterte Anheftung bzw. Einnischung der Zellen oder eine Schutzfunktion der Matrixbestandteile.

Die Sauerstoffspannung zum Zeitpunkt der Injektion der Zellen in den Frakturspalt ist mit großer Wahrscheinlichkeit gering im Vergleich zur Zellkultur. Die Angiogenese im Kallus bei physiologischer Frakturheilung wird durch die Bildung angiogenetischer Faktoren durch Makrophagen positiv beeinflusst (Maes et al. 2002). Es ist nicht abschließend geklärt, ob endotheliale Zellen aus der mesenchymalen Zelllinie stammen oder aus Hämangioblasten. Letztere könnten Vorläuferzellen der hämatogenen und angiogenen Linie sein (Hristov und Weber 2004). Bei der Revaskularisierung des Kallus kommt auch Periostzellen Bedeutung zu (Brighton und Hunt 1997). Die Blutversorgung des Knochens sowie ihre Veränderungen bei Verletzungen sind seit längerem bekannt (Rhinelander 1974b). Sie kann eine Ursache bei der Entwicklung atropher Pseudarthrosen darstellen.

5.3. Diskussion der Hypothesen

Ziel des Experiments war, den Einfluss der Transplantation autologer mesenchymaler pluripotenter Zellen auf die biomechanischen Ergebnisse der Knochenheilung zu bestimmen. Dazu wurden drei Hypothesen aufgestellt:

1. Eine atrophe Pseudarthrose kann durch thermische Destruktion des Periosts und die Entfernung des Knochenmarks in einer Osteotomie des Rattenfemurs induziert werden.

Diese Hypothese kann bestätigt werden. Im vorgelegten Osteotomiemodell kommt es zur Entwicklung einer Pseudarthrose mit ausbleibender knöcherner Konsolidierung nach 56 Tagen. Die radiologischen Ergebnisse deuten auf eine atrophe Situation, eine abschließende Klärung muss histologisch erfolgen. Langzeitergebnisse liegen allerdings nicht vor.

2. Die Transplantation autologer MSCs fördert die Heilung der atrophen Pseudarthrose im langen Röhrenknochen.

Diese Hypothese muss abgelehnt werden. Die Transplantation nativer MSCs hat keinen signifikanten Einfluss auf die Heilung in Bezug auf die Wiederherstellung der biomechanischen Kompetenz. Es zeigt sich eine Tendenz zu höherer Torsionssteifigkeit, die einen schädlichen Einfluss der Transplantation unwahrscheinlich macht. Auch hier liegen keine Langzeitergebnisse vor.

3. Eine osteogene in vitro Prädifferenzierung der Zellen verstärkt den Heilungseffekt.

Diese Hypothese kann bestätigt werden. Die Transplantation osteogen prädifferenzierter MPCs verbessert die Heilung in Bezug auf die biomechanische Kompetenz. Die Torsionssteifigkeit ist gegenüber der Pseudarthrosegruppe signifikant erhöht. Der Heilungsprozess ist allerdings immer noch schwer gestört. Auch hier liegen keine Langzeitergebnisse vor.

5.4. Ausblick

Der wesentliche Defekt im vorgelegten Pseudarthrosemodell ist die thermische Zerstörung des Periosts, nicht die Osteotomie mit Verlust von Knochensubstanz, wie die problemlose Knochenheilung in der Kontrollgruppe zeigte. So ist auch der Ersatz von Knochengewebe im Sinne einer Defektauffüllung nicht das primäre Ziel, sondern die Bereitstellung geeigneter Progenitorzellen zur Wiederherstellung der anatomischen Strukturen. Ob dies mit Hilfe von MSCs überhaupt möglich ist, ist nicht geklärt. Die Co-Transplantation einer extrazellulären Matrix oder eines Carriers zur Anheftung und zum Schutz der Zellen ist denkbar. Dazu wäre eine Lösung, die zunächst flüssig ist und nach Injektion fest wird günstig, da die Zellen so definitiv am Injektionsort verbleiben würden. Möglich wäre auch ein anderer Applikationszeitpunkt der Zellen, etwa zu einem späteren Zeitpunkt. Statt MSCs aus dem Knochenmark zu gewinnen, besteht alternativ die Möglichkeit, Zellen aus dem Periost zu kultivieren. Eine schonende Gewinnung ausreichender Zellzahlen ohne große Gewebedefekte ist für Periostzellen aber weniger leicht möglich. Eine weitere weniger invasive Möglichkeit zur Gewinnung der Zellen könnte die Isolation pluripotenter mesenchymaler Zellen aus dem Blut darstellen. Gegebenenfalls könnte eine entsprechende Stimulation die Zahl der Zellen im peripheren Blut erhöhen, bisher ist allerdings keine erfolgreiche Gewinnung von MSCs in ausreichender Menge publiziert.

Ob die Zellen nach perkutaner Transplantation in den Osteotomiespalt optimale Proliferationsbedingungen und die Vorraussetzung zur Differenzierung vorfinden, ist fraglich. Adulte Stammzellen sitzen in einer Nische, in der sie ein bestimmtes Milieu vorfinden. Hier werden sie von den umgebenden Zellen fein gesteuert (Watt und Hogan 2000). Um den Zellen eine solche Möglichkeit zu bieten, könnte alternativ eine retrograde Transplantation der Zellen in den Markraum des Knochens erwogen werden. Dabei muss bedacht werden, dass das chemische, physikalische und biologische Milieu im vorliegenden Modell nur näherungsweise den Bedingungen in einer Fraktur entspricht.

Eine denkbare Möglichkeit zur Verstärkung des Transplantationseffektes wäre eine erneute, zweite Zelltransplantation. Weitere Ansätze zur Steigerung der Effektivität der transplantierten Zellen könnten in einer abgewandelten in vitro Behandlung bzw. Differenzierung liegen. Außerdem könnten verschiedene Zellpopulationen als Zellgemische injiziert werden. So zeigte sich die Transplantation von MSCs zusammen mit endothelialen Zellen in einem CSD effektiver bei der Regeneration als die Transplantation von MSCs allein (Kaigler et al. 2006). Die Mineralisation des Ersatzgewebes und die Knochen-Volumen-Fraktion waren signifikant erhöht, dagegen wurde keine vermehrte Angiogenese beobachtet. Dieser Effekt wurde durch mögliche Zell-Zell Interaktionen oder erhöhte Produktion von Wachstumsfaktoren erklärt. Die Zellen könnten zusammen mit den MSCs aus der gleichen Knochenmarkbiopsie gewonnen werden (Reyes et al. 2002; Shi et al. 1998).

Der Zellsuspension könnten zusätzlich Wachstumsfaktoren beigefügt werden um die Wirkung zu verbessern (Huang et al. 2005). Eine in vivo Produktion von Wachstumsfaktoren ist durch die Transplantation genetisch modifizierter Zellen möglich (Schek et al. 2006). In einem Therapieversuch zeigte das Extrakt einer humanen Osteosarkomzelllline in einer Defektpseudarthrose Heilungserfolge (Hunt et al. 1996). Die Wirkung wurde der Proteinfraktion des Extrakts zugeschrieben, die eine günstige Zusammensetzung von Wachstumsfaktoren aufwies. Die Risiken einer solchen Therapie scheinen allerdings erhöht.

Die Wiederherstellung der biomechanischen Kompetenz des Knochens ist der wesentliche Endpunkt der Knochenheilung. Die im vorliegenden Experiment dargelegten Ergebnisse müssen dringend durch histologische und immunhistologische

Untersuchungen ergänzt werden. Die Gewebetypen innerhalb des Osteotomiespalts bzw. im Kallus können wertvolle Informationen liefern. So kann mit Hilfe der Histologie bestätigt werden, ob es sich im vorliegenden Modell um eine atrophe Pseudarthrose handelt. In den Versuchsgruppen könnte das Schicksal der injizierten Zellen verfolgt werden. Die unterschiedlichen Gewebstypen der Pseudarthrose- und Behandlunggruppe im Osteotomiespalt sind von großem Interesse.

Die Computertomographie ist eine weitere sehr potente Methode zur Evaluierung des Heilungsverlaufs. Als µCT besitzt sie ein Auflösungsvermögen bis in den mikroskopischen Bereich. Mit einigen Geräten ist auch eine nicht invasive Untersuchung möglich, die keine Erhöhung der Tierzahlen erforderlich macht. Die so gewonnenen Informationen können mit den histologischen Ergebnissen abgeglichen und interpretiert werden.

Die Applikation mesenchymaler Zellen kann als Teil der biologischen Strategien zur Verbesserung der Knochenheilung betrachtet werden. Eine Fortführung der Untersuchungen und deren klinische Anwendung sowie die Entwicklung neuer Ansätze sind wünschenswerte Projekte für die Zukunft.

6. Zusammenfassung

Einfluss pluripotenter mesenchymaler Zellen auf die Knochenheilung im atrophen Pseudarthrosemodell der Ratte - Biomechanische Untersuchung -

EINLEITUNG: Die durchgeführte Untersuchung ist eine tierexperimentelle Studie im Rattenmodell. Im Mittelpunkt stehen die atrophe Pseudarthrose sowie Möglichkeiten ihrer zellbasierten Therapie. Dabei sollen folgende Hypothesen untersucht werden:
1. Eine atrophe Pseudarthrose kann durch thermische Destruktion des Periosts und die Entfernung des Knochenmarks in einer Osteotomie des Rattenfemurs induziert werden.
2. Die Transplantation autologer MSCs fördert die Heilung der atrophen Pseudarthrose im langen Röhrenknochen.
3. Eine osteogene in vitro Prädifferenzierung der Zellen verstärkt den Heilungseffekt.

MATERIAL & METHODEN: 36 männlichen Sprague-Dawley Ratten wurde das linke Femur osteotomiert und mit einem neu entwickelten, biomechanisch standardisierten Fixateur externe versorgt. Die Heilungsergebnisse wurden biomechanisch und radiologisch nach 14 und 56 Tagen geprüft. Zur Schaffung einer avitalen Situation wurde das Periost 2 mm proximal und distal der Osteotomie kauterisiert. Der Eingriff resultierte in einem Modell einer atrophen Pseudarthrose. In zwei Behandlungsgruppen erhielten die Tiere am zweiten postoperativen Tag eine perkutane Injektion autologer pluripotenter mesenchymaler Zellen bzw. autologer osteogener Zellen.

ERGEBNISSE: Bereits nach 14 Tagen zeigten die Tiere der Kontrollgruppe eine Heilungstendenz (N=2). Relativ zum intakten kontralateralen Femur wurden nach 56 Tagen das maximale Torsionsmoment bei Versagen (Median = 134,5 %, Interquartilenabstand = 145,6 – 135,4 %) sowie die Torsionssteifigkeit (Median 118 %, Interquartilenabstand 84 – 141 %) wiederhergestellt (N=8). Die Tiere der Pseudarthrosegruppe zeigten nach 56 Tagen kein Anzeichen einer Wiederherstellung der biomechanischen Kompetenz (N=8). Ein Versagen des Knochens war nicht klar abgrenzbar. Die Torsionssteifigkeit war relativ zum intakten Knochen niedrig (Median 1,8 %, Interquartilenabstand 1,2 – 3,2 %). Den Tieren der MSC-Gruppe (N=8) wurden native autologe mesenchymale pluripotente Zellen in den Osteotomiespalt injiziert. Die biomechanische Kompetenz nach 56 Tagen war gegenüber der der Pseudarthrosegruppe nicht signifikant verschieden (Torsionssteifigkeit: Median 3,5 %, Interquartilenabstand 1,5 – 6,0 %). Den Tieren der OPC-Gruppe (N=8) wurden osteogen prädifferenzierte autologe mesenchymale Zellen in den Osteotomiespalt injiziert. Nach 56 Tagen zeigte sich eine signifikant höhere Torsionssteifigkeit im Vergleich zur Pseudarthrosegruppe (Median 9,6 %, Interquartilenabstand 4,1 – 24,5 %, p=0,003).

DISKUSSION: Das Modell einer atrophen Pseudarthrose wurde etabliert. Die Ergebnisse der Therapieversuche weisen auf eine Möglichkeit zur Therapie atropher Pseudarthrosen durch perkutan injizierte, autologe mesenchymale Zellen nach in vitro Expansion. Dabei zeigten nur die osteogen prädifferenzierten Zellen einen signifikanten Effekt, es kam jedoch nach 56 Tagen nicht zu einer knöchernen Konsolidierung. Eine zukünftige klinische Anwendung erfordert weitere Verbesserungen des aktuellen Ansatzes.

7. Summary

Influence of pluripotent mesenchymal cells on bone healing in an atrophic non-union model in rat – biomechanical investigation -

INTRODUCTION: The current study describes a newly developed model of non-union in rat. The effect of injection of mesenchymal cells on the healing process is investigated. The following hypotheses should be answered:
1. An atrophic nonunion can be induced by an osteotomy of the rat femur followed by thermal destruction of the periosteum and local removal of the bone marrow.
2. The grafting of autologous MSCs promotes healing of an atrophic nonunion in long bones.
3. An in vitro osteogenic predifferentiation of the cells enhances the effect on healing.

MATERIAL AND METHODS: 36 male Sprague Dawley rats (410 – 460 g bodyweight) received an osteotomy of the left femur, stabilized with a custom made external fixator. At 14 or 56 days,post operation the animals were sacrificed and examined biomechanically and radiologically. To create a biologically unreactive situation, the periosteum has been cauthderized 2 mm proximal and distal of the osteotomy. The result of this procedure is a model of an atrophic non-union. The treatment groups received an percutaneous injection of autologous pluripotent mesenchymal (CMSC) or osteogenic progenitor cells (OPC) into the osteotomy two days post operation.

RESULTS: At 14 days the animals of the control group already showed a remarkable progress of bone healing (N=2). Compared to the intact contralateral femur at 56 days, the maximum torsional failure moment was median = 134,5 % (interquartile range = 145,6 – 135,4 %) and the torsional stiffness was median 118 % (interquartile range 84 – 141 %) (N=8). The animals of the non-union group showed no restoration of the biomechanical competence after 56 days (N=8). A maximum torsional failure moment could not be detected. Relative to the intact bone, the torsional stiffness was median 1,8 % (interquartile range 1,2 – 3,2 %). At 56 days the animals of the MSC group (N=8) showed no significant difference of the biomechanical competence compared to the non-union group. The torsional stiffness was median 3,5 % (interquartile range 1,5 – 6,0 %). At 56 days (N=8) the torsional stiffness was median 9,6 % (interquartile range 4,1 – 24,5 %) in the OPC group which is significantly higher compared to the non-union group (p=0,021).

Diskussion: A new model of an atrophic non-union has been established. The results show a remarkable possibility to cure atrophic non-unions by percutaneous injection of mesenchymal cells after in vitro expansion. The osteogenic predifferenciated cells showed a significant effect, however, the animals showed no bony union after 56 days. A possible future clinical application would need further improvements of the present technique.

I. Literaturverzeichnis

Aerssens J, Boonen S, Lowet G und Dequeker J. Interspecies differences in bone composition, density, and quality: potential implications for in vivo bone research. *Endocrinology* 139: 663-670., 1998.

Alhadlaq A und Mao JJ. Tissue-engineered neogenesis of human-shaped mandibular condyle from rat mesenchymal stem cells. *J Dent Res* 82: 951-956, 2003.

Arnold U, Schweitzer S, Lindenhayn K und Perka C. Optimization of bone engineering by means of growth factors in a three-dimensional matrix. *J Biomed Mater Res A* 67: 260-269, 2003.

Arrington ED, Smith WJ, Chambers HG, Bucknell AL und Davino NA. Complications of iliac crest bone graft harvesting. *Clin Orthop Relat Res*: 300-309, 1996.

Axelrad TW, Kakar S und Einhorn TA. New technologies for the enhancement of skeletal repair. *Injury* 38 Suppl 1: S49-62, 2007.

Babhulkar S, Pande K und Babhulkar S. Nonunion of the diaphysis of long bones. *Clin Orthop Relat Res*: 50-56, 2005.

Bail HJ, Kohlbeck S, Klein P et al. Systematically administered growth hormones enhance the early phase of osteochondral defect healing. *Trans Orthop Res Soc*, Orlando, 2000, p. O-182.

Banwart JC, Asher MA und Hassanein RS. Iliac crest bone graft harvest donor site morbidity. A statistical evaluation. *Spine* 20: 1055-1060, 1995.

Barnes GL, Kostenuik PJ, Gerstenfeld LC und Einhorn TA. Growth factor regulation of fracture repair. *J Bone Miner Res* 14: 1805-1815., 1999.

Bianchi G, Muraglia A, Daga A, Corte G, Cancedda R und Quarto R. Microenvironment and stem properties of bone marrow-derived mesenchymal cells. *Wound Repair Regen* 9: 460-466, 2001.

Bier A. Die Bedeutung des Blutergusses für die Heilung des Knochenbruches. Heilung von Pseudarthrosen und von verspäteter Callusbildung durch Bluteinspritzung. *Medizinische Klinik* 1: 6-7, 1905.

Bilezikan JP, Raisz LG und Rodan GA. *Principles of Bone Biology*, 2002.

Biltz RM und Pellegrino ED. The chemical anatomy of bone. I. A comparative study of bone composition in sixteen vertebrates. *J Bone Joint Surg Am* 51: 456-466., 1969.

Bonewald LF. Osteocytes: A proposed multifunctional bone cell. *J Musculoskelet Neuronal Interact* 2: 239-241, 2002.

Braun W und Ruter A. Fracture healing. Morphologic and physiologic aspects. *Unfallchirurg* 99: 59-67., 1996.

Breitbart AS, Grande DA, Kessler R, Ryaby JT, Fitzsimmons RJ und Grant RT. Tissue engineered bone repair of calvarial defects using cultured periosteal cells. *Plast Reconstr Surg* 101: 567-574; discussion 575-566, 1998.

Brighton CT und Hunt RM. Early histologic and ultrastructural changes in microvessels of periosteal callus. *J Orthop Trauma* 11: 244-253., 1997.

Broos PL und Sermon A. From unstable internal fixation to biological osteosynthesis. A historical overview of operative fracture treatment. *Acta Chir Belg* 104: 396-400, 2004.

Brownlow HC, Reed A und Simpson AH. Growth factor expression during the development of atrophic non-union. *Injury* 32: 519-524, 2001.

Brownlow HC, Reed A und Simpson AH. The vascularity of atrophic non-unions. *Injury* 33: 145-150, 2002.

Bruder SP, Jaiswal N und Haynesworth SE. Growth kinetics, self-renewal, and the osteogenic potential of purified human mesenchymal stem cells during extensive subcultivation and following cryopreservation. *J Cell Biochem* 64: 278-294, 1997.

Bucher O und Wartenberg, H. *Cytologie, Histologie und mikroskopische Anatomie des Menschen*: Verlag Hans Huber, Bern, 1997.

Burger EH, Klein-Nulend J und Smit TH. Strain-derived canalicular fluid flow regulates osteoclast activity in a remodelling osteon--a proposal. *J Biomech* 36: 1453-1459., 2003.

Carter DR und Hayes WC. The compressive behavior of bone as a two-phase porous structure. *J Bone Joint Surg Am* 59: 954-962, 1977.

Case RM, Eisner D, Gurney A, Jones O, Muallem S und Verkhratsky A. Evolution of calcium homeostasis: From birth of the first cell to an omnipresent signalling system. *Cell Calcium*, 2007.

Chao EY, Aro HT, Lewallen DG und Kelly PJ. The effect of rigidity on fracture healing in external fixation. *Clin Orthop*: 24-35, 1989.

Cheung KM, Kaluarachi K, Andrew G, Lu W, Chan D und Cheah KS. An externally fixed femoral fracture model for mice. *J Orthop Res* 21: 685-690, 2003.

Chu TM, Warden SJ, Turner CH und Stewart RL. Segmental bone regeneration using a load-bearing biodegradable carrier of bone morphogenetic protein-2. *Biomaterials* 28: 459-467, 2007.

Claes L, Augat P, Suger G und Wilke HJ. Influence of size and stability of the osteotomy gap on the success of fracture healing. *J Orthop Res* 15: 577-584, 1997.

Clarke KA, Heitmeyer SA, Smith AG und Taiwo YO. Gait analysis in a rat model of osteoarthrosis. *Physiol Behav* 62: 951-954, 1997.

Connolly CK, Li G, Bunn JR, Mushipe M, Dickson GR und Marsh DR. A reliable externally fixated murine femoral fracture model that accounts for variation in movement between animals. *J Orthop Res* 21: 843-849, 2003.

Connolly JF, Guse R, Tiedeman J und Dehne R. Autologous marrow injection as a substitute for operative grafting of tibial nonunions. *Clin Orthop Relat Res*: 259-270, 1991.

Court-Brown C und McQueen M. Compartment syndrome delays tibial union. *Acta Orthop Scand* 58: 249-252, 1987.

Cruess RL and Dumont J. Fracture healing. *Can J Surg* 18: 403-413., 1975.

Cullinane DM, Fredrick A, Eisenberg SR et al. Induction of a neoarthrosis by precisely controlled motion in an experimental mid-femoral defect. *J Orthop Res* 20: 579-586, 2002.

Cuthbertson DP. Alterations in metabolism following injury: part I. *Injury* 11: 175-189, 1980.

D'Ippolito G, Schiller PC, Ricordi C, Roos BA und Howard GA. Age-related osteogenic potential of mesenchymal stromal stem cells from human vertebral bone marrow. *J Bone Miner Res* 14: 1115-1122, 1999.

Devine MJ, Mierisch CM, Jang E, Anderson PC und Balian G. Transplanted bone marrow cells localize to fracture callus in a mouse model. *J Orthop Res* 20: 1232-1239, 2002.

Dimitriou R, Dahabreh Z, Katsoulis E, Matthews SJ, Branfoot T und Giannoudis PV. Application of recombinant BMP-7 on persistent upper and lower limb non-unions. *Injury* 36 Suppl 4: S51-59, 2005.

Einhorn TA. The science of fracture healing. *J Orthop Trauma* 19: S4-6, 2005.

Ekeland A, Engesoeter LB und Langeland N. Influence of age on mechanical properties of healing fractures and intact bones in rats. *Acta Orthop Scand* 53: 527-534, 1982.

Eyre-Brook AL. The periosteum: its function reassessed. *Clin Orthop Relat Res*: 300-307, 1984.

Ferguson C, Alpern E, Miclau T und Helms JA. Does adult fracture repair recapitulate embryonic skeletal formation? *Mech Dev* 87: 57-66., 1999.

Friedenstein AJ, Petrakova KV, Kurolesova AI und Frolova GP. Heterotopic of bone marrow.Analysis of precursor cells for osteogenic and hematopoietic tissues. *Transplantation* 6: 230-247, 1968.

Friedlaender GE. Osteogenic protein-1 in treatment of tibial nonunions: current status. *Surg Technol Int* 13: 249-252, 2004.

Frost HM. The biology of fracture healing. An overview for clinicians. Part I. *Clin Orthop*: 283-293., 1989.

Fukada E. Mechanical deformation and electrical polarization in biological substances. *Biorheology* 5: 199-208., 1968.

Gerstenfeld LC, Cullinane DM, Barnes GL, Graves DT und Einhorn TA. Fracture healing as a post-natal developmental process: molecular, spatial, and temporal aspects of its regulation. *J Cell Biochem* 88: 873-884, 2003.

Goodship AE, Watkins PE, Rigby HS und Kenwright J. The role of fixator frame stiffness in the control of fracture healing. An experimental study. *J Biomech* 26: 1027-1035, 1993.

Gregory CA, Ylostalo J und Prockop DJ. Adult bone marrow stem/progenitor cells (MSCs) are preconditioned by microenvironmental "niches" in culture: a two-stage hypothesis for regulation of MSC fate. *Sci STKE* 2005: pe37, 2005.

Grundnes O und Reikeras O. The role of hematoma and periosteal sealing for fracture healing in rats. *Acta Orthop Scand* 64: 47-49, 1993.

Haas NP. Callus modulation--fiction or reality? *Chirurg* 71: 987-988., 2000.

Hayes WC und Carter DR. *Biomechanics of bone in Skeletal research: an experimental approach*. New York: Academic Press, 1979.

Heary RF, Schlenk RP, Sacchieri TA, Barone D und Brotea C. Persistent iliac crest donor site pain: independent outcome assessment. *Neurosurgery* 50: 510-516; discussion 516-517, 2002.

Heckman JD, Ehler W, Brooks BP et al. Bone morphogenetic protein but not transforming growth factor-beta enhances bone formation in canine diaphyseal nonunions implanted with a biodegradable composite polymer. *J Bone Joint Surg Am* 81: 1717-1729, 1999.

Hernigou P, Poignard A, Beaujean F und Rouard H. Percutaneous autologous bone-marrow grafting for nonunions. Influence of the number and concentration of progenitor cells. *J Bone Joint Surg Am* 87: 1430-1437, 2005.

Hietaniemi K, Peltonen J und Paavolainen P. An experimental model for non-union in rats. *Injury* 26: 681-686, 1995.

Holstein JH, Menger MD, Culemann U, Meier C und Pohlemann T. Development of a locking femur nail for mice. *J Biomech* 40: 215-219, 2007.

Horwitz E, Le Blanc K, Dominici M et al. Clarification of the nomenclature for MSC: The International Society for Cellular Therapy position statement. *Cytotherapy* 7: 393-395, 2005.

Hristov M und Weber C. Endothelial progenitor cells: characterization, pathophysiology, and possible clinical relevance. *J Cell Mol Med* 8: 498-508, 2004.

Huang YC, Kaigler D, Rice KG, Krebsbach PH und Mooney DJ. Combined angiogenic and osteogenic factor delivery enhances bone marrow stromal cell-driven bone regeneration. *J Bone Miner Res* 20: 848-857, 2005.

Hunt TR, Schwappach JR und Anderson HC. Healing of a segmental defect in the rat femur with use of an extract from a cultured human osteosarcoma cell-line (Saos-2). A preliminary report. *J Bone Joint Surg Am* 78: 41-48, 1996.

Ito Y, Fitzsimmons JS, Sanyal A, Mello MA, Mukherjee N und O'Driscoll SW. Localization of chondrocyte precursors in periosteum. *Osteoarthritis Cartilage* 9: 215-223., 2001.

Jager M, Sager M, Lensing-Hohn S und Krauspe R. The critical size bony defect in a small animal for bone healing studies (I): Comparative anatomical study on rats' femur. *Biomed Tech (Berl)* 50: 107-110, 2005a.

Jager M, Sager M, Lensing-Hohn S und Krauspe R. The critical size bony defect in a small animal for bone healing studies (II): implant evolution and surgical technique on a rat's femur. *Biomed Tech (Berl)* 50: 137-142, 2005b.

Jiang Y, Jahagirdar BN, Reinhardt RL et al. Pluripotency of mesenchymal stem cells derived from adult marrow. *Nature* 418: 41-49, 2002.

Jilka RL. Biology of the basic multicellular unit and the pathophysiology of osteoporosis. *Med Pediatr Oncol* 41: 182-185., 2003.

Jones NF, Brown EE, Mostofi A, Vogelin E und Urist MR. Healing of a scaphoid nonunion using human bone morphogenetic protein. *J Hand Surg [Am]* 30: 528-533, 2005.

Junqueira LC, Carneiro J und Kelly RO, Hrsg.: Gratzl M. *Histologie*: Springer Verlag Berlin Heidelberg New York, 2002.

Kaigler D, Krebsbach PH, Wang Z, West ER, Horger K und Mooney DJ. Transplanted endothelial cells enhance orthotopic bone regeneration. *J Dent Res* 85: 633-637, 2006.

Kasperczyk WJ, Mahlke L und Tscherne H. [Diaphyseal pseudarthroses. Epidemiology and outcome]. *Orthopade* 25: 416-428, 1996.

Khan SN, Cammisa FP, Jr., Sandhu HS, Diwan AD, Girardi FP und Lane JM. The biology of bone grafting. *J Am Acad Orthop Surg* 13: 77-86, 2005.

Kloen P, Di Paola M, Borens O et al. BMP signaling components are expressed in human fracture callus. *Bone* 33: 362-371., 2003.

Knothe Tate ML, Steck R, Forwood MR und Niederer P. In vivo demonstration of load-induced fluid flow in the rat tibia and its potential implications for processes associated with functional adaptation. *J Exp Biol* 203: 2737-2745., 2000.

Knowledge Enterprises I. Guide 2000 - 2001, edited by Healthcare's D. Philadelphia: The Medical and Healthcare Marketplace, 2000.

Kokubu T, Hak DJ, Hazelwood SJ und Reddi AH. Development of an atrophic nonunion model and comparison to a closed healing fracture in rat femur. *J Orthop Res* 21: 503-510, 2003.

Kopman CR, Boskey AL, Lane JM, Pita JC und Eaton B, 2nd. Biochemical characterization of fracture callus proteoglycans. *J Orthop Res* 5: 7-13., 1987.

Lange C, Cakiroglu F, Spiess AN, Cappallo-Obermann H, Dierlamm J und Zander AR. Accelerated and safe expansion of human mesenchymal stromal cells in animal serum-free medium for transplantation and regenerative medicine. *J Cell Physiol*, 2007.

Linkhart TA, Mohan S und Baylink DJ. Growth factors for bone growth and repair: IGF, TGF beta and BMP. *Bone* 19: 1S-12S., 1996.

Löffler G und Petrides GE. *Biochemie und Pathobiochemie*: Springer, 1998.

Macnab I und De Haas WG. The role of periosteal blood supply in the healing of fractures of the tibia. *Clin Orthop* 105: 27-33, 1974.

Maes C, Carmeliet P, Moermans K et al. Impaired angiogenesis and endochondral bone formation in mice lacking the vascular endothelial growth factor isoforms VEGF164 and VEGF188. *Mech Dev* 111: 61-73, 2002.

Majka SM, Jackson KA, Kienstra KA, Majesky MW, Goodell MA und Hirschi KK. Distinct progenitor populations in skeletal muscle are bone marrow derived and exhibit different cell fates during vascular regeneration. *J Clin Invest* 111: 71-79, 2003.

Marcacci M, Kon E, Moukhachev V et al. Stem cells associated with macroporous bioceramics for long bone repair: 6- to 7-year outcome of a pilot clinical study. *Tissue Eng* 13: 947-955, 2007.

Marie PJ und Fromigue O. Osteogenic differentiation of human marrow-derived mesenchymal stem cells. *Regen Med* 1: 539-548, 2006.

Mark H, Bergholm J, Nilsson A, Rydevik B und Stromberg L. An external fixation method and device to study fracture healing in rats. *Acta Orthop Scand* 74: 476-482, 2003.

Marks SC, Jr. und Popoff SN. Bone cell biology: the regulation of development, structure, and function in the skeleton. *Am J Anat* 183: 1-44., 1988.

Maroteaux P und Lamy M. The Malady Of Toulouse-Lautrec. *Jama* 191: 715-717, 1965.

Mauney JR, Kaplan DL und Volloch V. Matrix-mediated retention of osteogenic differentiation potential by human adult bone marrow stromal cells during ex vivo expansion. *Biomaterials* 25: 3233-3243, 2004.

McKibbin B. The biology of fracture healing in long bones. *J Bone Joint Surg Br* 60-B: 150-162., 1978.

Mechrefe AP, Koh EY, Trafton PG und DiGiovanni CW. Tibial nonunion. *Foot Ankle Clin* 11: 1-18, vii, 2006.

Meinel L, Betz O, Fajardo R et al. Silk based biomaterials to heal critical sized femur defects. *Bone*, 2006.

Michler M. Die Palpation in Corpus Hippocraticum. Ein Beitrag zur Geschichte der antiken Diagnostik. *Janus* 57: 261-292, 1970.

Mizuno K, Mineo K, Tachibana T, Sumi M, Matsubara T und Hirohata K. The osteogenetic potential of fracture haematoma. Subperiosteal and intramuscular transplantation of the haematoma. *J Bone Joint Surg Br* 72: 822-829, 1990.

Moore KA und Lemischka IR. Stem cells and their niches. *Science* 311: 1880-1885, 2006.

Nakamura I und Jimi E. Regulation of osteoclast differentiation and function by interleukin-1. *Vitam Horm* 74: 357-370, 2006.

Nalla RK, Kruzic JJ, Kinney JH und Ritchie RO. Aspects of in vitro fatigue in human cortical bone: time and cycle dependent crack growth. *Biomaterials* 26: 2183-2195, 2005.

Netz P, Eriksson K und Stromberg L. Torsional strength and geometry of diaphyseal bone. An experimental study on dogs. *Acta Orthop Scand* 49: 430-434, 1978.

Newman RJ, Duthie RB und Francis MJ. Nuclear magnetic resonance studies of fracture repair. *Clin Orthop*: 297-303., 1985.

Niemeyer P, Krause U, Punzel M, Fellenberg J und Simank HG. [Mesenchymal stem cells for tissue engineering of bone: 3D-cultivation and osteogenic differentiation on mineralized collagen]. *Z Orthop Ihre Grenzgeb* 141: 712-717, 2003.

Niikura T, Hak DJ und Reddi AH. Global gene profiling reveals a downregulation of BMP gene expression in experimental atrophic nonunions compared to standard healing fractures. *J Orthop Res* 24: 1463-1471, 2006.

Oppenheim WL, Williamson DH und Smith R. Early biochemical changes and severity of injury in man. *J Trauma* 20: 135-140, 1980.

Ozaki A, Tsunoda M, Kinoshita S und Saura R. Role of fracture hematoma and periosteum during fracture healing in rats: interaction of fracture hematoma and the periosteum in the initial step of the healing process. *J Orthop Sci* 5: 64-70, 2000.

Palmer RH, Hulse DA, Hyman WA und Palmer DR. Principles of bone healing and biomechanics of external skeletal fixation. *Vet Clin North Am Small Anim Pract* 22: 45-68, 1992.

Park SH, Silva M, Bahk WJ, McKellop H und Lieberman JR. Effect of repeated irrigation and debridement on fracture healing in an animal model. *J Orthop Res* 20: 1197-1204., 2002.

Parker S. *Grzimek's Encyclopedia of Mammals*. New York: McGraw-Hill Publishing Company, 1990.

Pauwels F. *Gesammelte Abhandlungen zur funktionellen Anatomie des Bewegungsapparates*: Springer-Verlag, 1965.

Pennig D. The biology of bones and of bone fracture healing. *Unfallchirurg* 93: 488-491., 1990.

Perka C, Arnold U, Spitzer RS und Lindenhayn K. The use of fibrin beads for tissue engineering and subsequential transplantation. *Tissue Eng* 7: 359-361, 2001.

Perka C, Schultz O, Spitzer RS, Lindenhayn K, Burmester GR und Sittinger M. Segmental bone repair by tissue-engineered periosteal cell transplants with bioresorbable fleece and fibrin scaffolds in rabbits. *Biomaterials* 21: 1145-1153, 2000.

Petite H und Hannouche D. Marrow stromal stem cells for repairing the skeleton. *Biotechnol Genet Eng Rev* 19: 83-101, 2002.

Pettine KA, Chao EY und Kelly PJ. Analysis of the external fixator pin-bone interface. *Clin Orthop Relat Res* 293: 18-27., 1993.

Pfeil J, Grill F und Graf R. *Extremitätenverlängerung, Deformitätenkorrektur, Pseudarthrosenbehandlung*: Springer Verlag, 1996.

Pittenger MF, Mackay AM, Beck SC et al. Multilineage potential of adult human mesenchymal stem cells. *Science* 284: 143-147, 1999.

Pope MH. Giovanni Alfonso Borelli--the father of biomechanics. *Spine* 30: 2350-2355, 2005.

Putz R und Pabst R. *Sobotta - Anatomie des Menschen*: Urban & Fischer, 2000.

Raschke MJ und Schmidmaier G. [Biological coating of implants in trauma and orthopedic surgery]. *Unfallchirurg* 107: 653-663, 2004.

Rauber A und Kopsch F. *Atlas der Anatomie des Menschen*: Thieme, Stuttgart, 1998.

Remedios A. Bone and bone healing. *Vet Clin North Am Small Anim Pract* 29: 1029-1044, V, 1999.

Reyes M, Dudek A, Jahagirdar B, Koodie L, Marker PH und Verfaillie CM. Origin of endothelial progenitors in human postnatal bone marrow. *J Clin Invest* 109: 337-346, 2002.

Rhinelander FW. The normal circulation of bone and its response to surgical intervention. *J Biomed Mater Res* 8: 87-90., 1974a.

Rhinelander FW. Tibial blood supply in relation to fracture healing. *Clin Orthop* 105: 34-81, 1974b.

Ricci M. Immunoregulation in clinical diseases: an overview. *Clin Immunol Immunopathol* 50: S3-12, 1989.

Richter J, Schulze W und Muhr G. [Diaphyseal femur pseudarthroses--only a technical problem?]. *Chirurg* 71: 1098-1106, 2000.

Riddle RC, Taylor AF, Rogers JR und Donahue HJ. ATP release mediates fluid flow-induced proliferation of human bone marrow stromal cells. *J Bone Miner Res* 22: 589-600, 2007.

Ring D. Malunion and nonunion of the metacarpals and phalanges. *Instr Course Lect* 55: 121-128, 2006.

Rivkin R, Ben-Ari A, Kassis I et al. High-Yield Isolation, Expansion, and Differentiation of Murine Bone Marrow-Derived Mesenchymal Stem Cells Using Fibrin Microbeads (FMB). *Cloning Stem Cells* 9: 157-175, 2007.

Rössler H und Rüther W. *Orthopädie und Unfallchirurgie*: Urban & Fischer, 2005.

Runkel M und Rommens PM. [Pseudoarthrosis]. *Unfallchirurg* 103: 51-63; quiz 63., 2000.

Salisbury J, Woods C und Byers P. *Diseases of Bones and Joints: cell biology, mechanisms, pathology, Chap. 6 Injury*: Chapman & Hall, London, 1994.

Schek RM, Wilke EN, Hollister SJ und Krebsbach PH. Combined use of designed scaffolds and adenoviral gene therapy for skeletal tissue engineering. *Biomaterials* 27: 1160-1166, 2006.

Scheres B. Stem-cell niches: nursery rhymes across kingdoms. *Nat Rev Mol Cell Biol* 8: 345-354, 2007.

Schmidhammer R, Zandieh S, Mittermayr R et al. Assessment of bone union/nonunion in an experimental model using microcomputed technology. *J Trauma* 61: 199-205, 2006.

Schmidmaier G, Wildemann B, Melis B et al. Development and Characterization of a Standard Closed Fracture Model in the Rat. *European Journal of Trauma* 30: 35-42, 2004.

Schmidt RF, Thews G und Lang F. *Physiologie des Menschen*: Springer Verlag, 2000.

Shefer G, Wleklinski-Lee M und Yablonka-Reuveni Z. Skeletal muscle satellite cells can spontaneously enter an alternative mesenchymal pathway. *J Cell Sci* 117: 5393-5404, 2004.

Shen FH, Visger JM, Balian G, Hurwitz SR und Diduch DR. Systemically administered mesenchymal stromal cells transduced with insulin-like growth factor-I localize to a fracture site and potentiate healing. *J Orthop Trauma* 16: 651-659, 2002.

Shi Q, Rafii S, Wu MH et al. Evidence for circulating bone marrow-derived endothelial cells. *Blood* 92: 362-367, 1998.

Shim SS. Physiology of blood circulation of bone. *J Bone Joint Surg Am* 50: 812-824., 1968.

Smith TJ, Galm A, Chatterjee S et al. Modulation of the soft tissue reactions to percutaneous orthopaedic implants. *J Orthop Res* 24: 1377-1383, 2006.

St John TA, Vaccaro AR, Sah AP et al. Physical and monetary costs associated with autogenous bone graft harvesting. *Am J Orthop* 32: 18-23, 2003.

Street J, Winter D, Wang JH, Wakai A, McGuinness A und Redmond HP. Is human fracture hematoma inherently angiogenic? *Clin Orthop Relat Res*: 224-237, 2000.

Tierschutzgesetz. Tierschutzgesetz in der Fassung vom 25. Mai 1998, Fünfter Abschnitt, §7, Absatz 3., BGBl.I S 1094., 1998.

Timlin M, Toomey D, Condron C et al. Fracture hematoma is a potent proinflammatory mediator of neutrophil function. *J Trauma* 58: 1223-1229, 2005.

Utvag SE, Rindal DB und Reikeras O. Effects of torsional rigidity on fracture healing: strength and mineralization in rat femora. *J Orthop Trauma* 13: 212-219, 1999.

Väänänen K, Liu Y-k, Lehenkari P und Uemara T. How do Osteoclasts resorb Bone? *Materials Science and Engineering C* 6: 205-209, 1998.

Vidal J. External fixation. Yesterday, today, and tomorrow. *Clin Orthop Relat Res*: 7-14, 1983.

Vortkamp A, Pathi S, Peretti GM, Caruso EM, Zaleske DJ und Tabin CJ. Recapitulation of signals regulating embryonic bone formation during postnatal growth and in fracture repair. *Mech Dev* 71: 65-76., 1998.

Waldeyer A und Mayet A. *Anatomie des Menschen*: de Gryter, Berlin, New York, 1993.

Wang N, Butler JP und Ingber DE. Mechanotransduction across the cell surface and through the cytoskeleton. *Science* 260: 1124-1127., 1993.

Watt FM und Hogan BL. Out of Eden: stem cells and their niches. *Science* 287: 1427-1430, 2000.

Weber BG und Cech O. *Pseudarthrosen*: Huber, Bern Stuttgart Wien, 1973.

Weiner S, Traub W und Wagner HD. Lamellar bone: structure-function relations. *J Struct Biol* 126: 241-255, 1999.

Welsch U und Sobotta J. *Lehrbuch Histologie*: Urban & Fischer, 2003.

White AA, 3rd, Panjabi MM und Southwick WO. The four biomechanical stages of fracture repair. *J Bone Joint Surg Am* 59: 188-192., 1977.

White DT, Bronson DG und Welch RD. A mechanical comparison of veterinary linear external fixation systems. *Vet Surg* 32: 507-514, 2003.

Willenegger H, Perren SM und Schenk R. [Primary and secondary healing of bone fractures]. *Chirurg* 42: 241-252, 1971.

Wingerter S, Calvert G, Tucci M, Tsao A, Russell G und Benghuzzi H. Comparison of two different fixation techniques for a segmental defect in a rat femur model. *J Invest Surg* 20: 149-155, 2007.

Wiss DA und Stetson WB. Tibial Nonunion: Treatment Alternatives. *J Am Acad Orthop Surg* 4: 249-257, 1996.

Wolff J. Das Gesetz der Transformation der Knochen. 1892.

Wurzler KK, Kubler NR und Reuther JF. [Effect of periosteum on induced bone formation by autolyzed, antigen-extracted, allogeneic bone. Determination of the extent of bone formation using quantitative computerized tomography]. *Mund Kiefer Gesichtschir* 4: S459-464. Order, 2000.

Yoo JU und Johnstone B. The role of osteochondral progenitor cells in fracture repair. *Clin Orthop Relat Res*: S73-81, 1998.

Younger EM und Chapman MW. Morbidity at bone graft donor sites. *J Orthop Trauma* 3: 192-195, 1989.

Zacherl M, Kdolsky R, Erhart J, Boeckmann D, Radler C und Vecsei V. Unplanned 10-year retention of an external fixator for a proximal tibial fracture. *J Orthop Trauma* 20: 715-718, 2006.

II. Abbildungsverzeichnis

Abb. 1: Längsschnitt eines Röhrenknochens (Femur) 3
Abb. 2: Querschnitt durch die Diaphyse eines Röhrenknochens 4
Abb. 3: Spongiosa, Vergrößerung 35fach 5
Abb. 4: Schematische Darstellung des Lamellenknochens 8
Abb. 5: Ungefärbte Knochenschliffe, Vergrößerung 260fach 9
Abb. 6: Gap Junctions und das lakuno-canaliculären Netzwerk 15
Abb. 7: Der Kallus und seine möglichen Ursprungsgewebe 19
Abb. 8: Zeitablauf des Experiments 26
Abb. 9: Fixateur externe 27
Abb. 10: Operationsansicht I 31
Abb. 11: Operationsansicht II 32
Abb. 12: Operationsansicht III 33
Abb. 13: Torsionstestmaschine für Kleintierknochen 37
Abb. 14: Darstellung eines Boxplots 39
Abb. 15: Röntgenbilder der Kontrollgruppe 43
Abb. 16: Röntgenbilder der Versuchsgruppen 44
Abb. 17: Verhalten des kontralateralen Femurs 45
Abb. 18: Verhalten der Kontrollguppe 46
Abb. 19: Verhalten der Pseudarthrosegruppe 47
Abb. 20: Verhalten der Behandlungsgruppe mit nativen MSCs 48
Abb. 21: Verhalten der Versuchsgruppe mit osteogen differenzierten Zellen 49
Abb. 22: Maximales Torsionsmoment bei Versagen 50
Abb. 23: Torsionssteifigkeit der Versuchsgruppen nach 8 Wochen 52
Abb. 24: Torsionssteifigkeit der Versuchsgruppen nach 8 Wochen 53
Abb. 25: Verhältnis der Torsionssteifigkeit der Versuchsgruppen nach 8 Wochen 55
Abb. 26: Verhältnis der Torsionssteifigkeit der Versuchsgruppen nach 8 Wochen 56
Abb. 27: Anisotropie des Knochens 67
Abb. 28: Verformungsarten fester Körper 68
Abb. 29: Spannungs-Dehnungsdiagramm eines menschlichen Knochens 69
Abb. 30: Spannungs-Dehnungsdiagramme bei sprödem und duktilem Bruchverhalten 70

III. Tabellenverzeichnis

Tabelle 1: Übersicht der Versuchsgruppen 26

Tabelle 2: Körpergewichte der Versuchstiere 41

Tabelle 3: Vergleich der Körpergewichte zwischen den Versuchgruppen, p- Werte 41

Tabelle 4: Vergleich des Körpergewichts innerhalb der Versuchsgruppen, p-Werte 42

Tabelle 5: Lagemaße des maximalen Torsionsmoments [Nmm] 50

Tabelle 6: Lagemaße der Torsionssteifigkeit [Nmm/°] 51

Tabelle 7: Lagemaße der Verhältnisse der Torsionssteifigkeiten [%] 54

IV. Abkürzungsverzeichnis

°	Grad
µg	Mikrogramm
µm	Mikrometer
a.p.	anterior-posterior
As	Amperesekunden
BMP	Bone morphogenetic protein
BMU	basic multicellular unit
Cl	Chlorid
cm	Zentimeter
d	Tag
d.h.	das heißt
DIN	Deutsche Industrienorm
et al.	et alii (und andere)
FBS	Fetales bovines Serum
FGF	Fibroblast growth factor
g	Erdbeschleunigung
g	Gramm
G	Gauge
h	Stunde(n)
IGF	Insulin-like growth factor
IL	Interleukin
KD	Kirschnerdraht
kg	Kilogramm
KV	Kilovolt
l	Liter
m	Meter
M	molar
m.l.	medio-lateral
mAs	Miliamperesekunde
M-CSF	Monocyte colony stimulating factor

min	Minute
Mio	Million
ml	Milliliter
mm	Milimeter
MSC	Mesenchymale Stammzelle
N	Newton
Na	Natrium
Nmm	Newtonmillimeter
OPC	Osteogene Progenitorzelle
PBS	phosphat buffered saline
PC	Progenitorzelle
PDGF	Platelet derived growth factor
s	Sekunde(n)
TGF	Transforming growth factor
U	Units (Einheiten)
Ŭ	Umdrehungen
Vol	Volumen

Eidesstattliche Erklärung

Danksagung und Widmung

Herrn Prof. Dr. Dr. Norbert Haas und Herrn Prof. Dr. Georg Duda danke ich für die Betreuung dieser Arbeit und deren Begutachtung. Herrn Prof. Dr. Georg Duda danke ich für die Vergabe des Themas, die Forschungsmöglichkeiten in der Charité, seine Unterstützung und Anregungen bei der vorliegenden Dissertation.

Frau Dr. Katharina Kaspar danke ich für die hervorragende Zusammenarbeit und geduldige Unterstützung. Frau Dr. Hanna Schell und Herrn Jan-Erik Hoffmann danke ich für ihre Hilfestellungen und motivierenden Kritiken.

Bei meinen Mitdoktorandinnen und den Mitarbeiterinnen und Mitarbeitern des Forschungslabors des Centrums für Muskuloskeletale Chirurgie bedanke ich mich für die gute und konstruktive Arbeitsatmosphäre.

Ich danke meiner Familie, insbesondere meiner Frau Johanna, für die empfangene Liebe und Unterstützung. Meinen Eltern möchte ich diese Arbeit widmen. Sie stehen mir stets mit Rat und Tat zur Seite und ihre Wärme gibt mir Kraft.

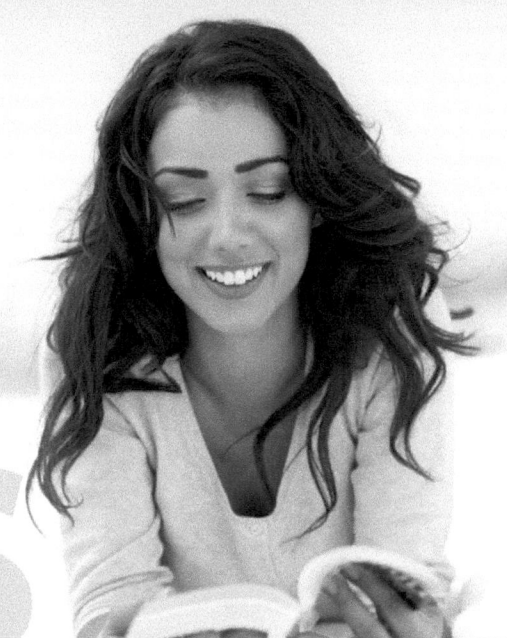

i want morebooks!

Buy your books fast and straightforward online - at one of world's fastest growing online book stores! Environmentally sound due to Print-on-Demand technologies.

Buy your books online at
www.get-morebooks.com

Kaufen Sie Ihre Bücher schnell und unkompliziert online – auf einer der am schnellsten wachsenden Buchhandelsplattformen weltweit! Dank Print-On-Demand umwelt- und ressourcenschonend produziert.

Bücher schneller online kaufen
www.morebooks.de

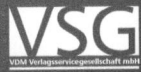

VDM Verlagsservicegesellschaft mbH
Heinrich-Böcking-Str. 6-8　　Telefon: +49 681 3720 174　　info@vdm-vsg.de
D - 66121 Saarbrücken　　　Telefax: +49 681 3720 1749　　www.vdm-vsg.de

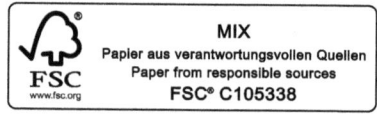

Printed by Books on Demand GmbH, Norderstedt / Germany